DISSERTATION

SUR

LA MATIÈRE MÉDICALE

PRATIQUE;

Par MAXIMILIEN STOLL,

Médecin ordinaire de l'hôpital de la S.-Trinité de Vienne, et Professeur de Médecine clinique.

OUVRAGE POSTHUME.

Traduit du latin, sur l'édition allemande, par P. A. O. MAHON, Médecin, Professeur à l'École de Médecine de Paris, et Médecin de l'hospice des Vénériens.

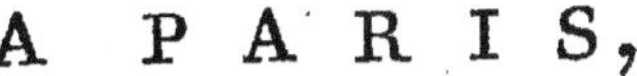

A PARIS,

Chez
{
J. A. Brosson, Libraire, rue Pierre-Sarrazin, nᵒ 7.
Gabon et Cⁱᵉ, Libraires, rue de l'École de Médecine, nᵒ 33.
}

AN IX.

[illegible]

PLAN.

Cette Dissertation est divisée en quatre paragraphes. Le premier contient quelques généralités ; le second enseigne la manière de prescrire , et les règles à observer sur la forme ; le troisième présente un choix de remèdes ; et le quatrième offre quelques modèles de formules. Ces formules sont moins faites pour être adoptées dans la pratique , que pour servir à en composer un plus grand nombre.

OBSERVATIONS

GÉNÉRALES

SUR LES REMÈDES (1).

§. PREMIER.

Il faut observer, à l'égard des remèdes, qu'ils doivent être proportionnés à la maladie, faciles à trouver, simples, appropriés à l'âge, à l'idiosyncrasie, au goût et à l'habitude.

Les remèdes doivent être *proportionnés à la maladie*, c'est-à-dire qu'ils ne doivent être ni au-dessous, ni au-dessus d'elle. Car il y a des médecins qui prescrivent des remèdes excellens à la vérité, mais à si petite dose qu'un homme instruit n'en peut espérer aucun effet : par exemple, si dans une maladie aiguë on ajoutoit à une mixture une si petite quantité de nitre qu'il n'en entrât que quelques grains dans chaque dose.

Faciles à trouver : dans les grandes villes on se procure tout facilement : mais dans les cam-

(1) On trouvera à la fin de la dissertation un tableau comparatif de l'ancienne et de la nouvelle nomenclature des remèdes que l'auteur emploie.

pagnes, un médecin ne doit choisir et prescrire, autant qu'il lui est possible, que les choses que l'on a sous la main.

Simples : on a beaucoup péché contre la simplicité des remèdes , non du temps d'Hippocrate qui prescrivoit les plus simples , mais dans le commencement de ce siècle et dans le siècle précédent. Et de nos jours encore on voit quelques médecins qui s'efforcent mal à propos de rassembler dans une seule et même formule les substances opposées à tous les symptômes d'une maladie : car on rencontre souvent des formules où l'on compte plus de vingt substances différentes. Assurément celui-là ne connoît pas la maladie , qui compose une formule qui va au-delà du besoin.

Appropriés à l'âge : tout remède ne convient pas à tout âge, ni toute espèce de formule. Ainsi l'enfance et l'âge suivant rebutent les poudres et les décoctions, et s'accommodent mieux des mixtures, des sirops et des substances que l'on peut administrer sous forme sirupeuse. Autre chose convient au jeune homme, autre chose à l'homme fait.

A l'idiosyncrasie : il y a sur-tout des hypochondriaques ou des femmes hystériques qui ne peuvent supporter l'assa fœtida, le castoreum, etc. On rencontre même des individus qui ont pour le quinquina une répugnance très-réelle, dont on ne peut rendre raison.

Au goût, s'il est possible : car il importe à l'honneur du médecin, et souvent aussi au bien du malade, de flatter le palais des personnes délicates.

A l'habitude : car il n'est presque point d'endroit où l'on n'aime de préférence certaines formules et certains médicamens, dont le jeune médecin particulièrement doit se procurer avec soin la connoissance, sans même en excepter les choses qui seules seroient insuffisantes, et demandent à être unies à d'autres pour pouvoir vaincre le mal. Par exemple, il est d'usage dans les maladies aiguës de prescrire des mixtures, quoique le traitement consiste principalement dans beaucoup de boissons délayantes et émollientes. Cependant, puisque c'est l'usage, nous ne devons pas les négliger.

A ces observations générales sur les remèdes appartiennent aussi les avis suivans.

1° Ce que les malades conservent de leur manière de vivre et de se nourrir doit concourir avec l'action des médicamens. Qu'elle soit donc en opposition avec la nature du mal : autrement on sera trompé dans les effets. Par exemple, si on emploie des délayans, que le régime le soit aussi et non pas trop nourrissant : si ce sont des calmans, qu'on les seconde par la manière de vivre, c'est-à-dire par le repos.

2° Il ne faut pas avoir recours aux remèdes pour toute espèce d'incommodité légère, parce que souvent le repos seul, une manière de vivre et une diète convenables la feront disparoître.

3º Ne donnez pas des remèdes qui soient plus forts que la maladie : car si dans une diarrhée légère, un mal de tête, une douleur de membre, etc. vous recourez aussitôt à de violens purgatifs, etc. vous ferez plutôt du mal que du bien.

4º Ne donnez point de remèdes dans les maladies imaginaires. On voit sur-tout des hypochondriaques qui se croient toujours malades. D'autres le sont en effet ; mais ils voudroient se porter mieux que leur âge et leurs forces ne le permettent : il faut leur conseiller, au lieu de médicamens, le régime de vie qui convient et à leur âge et à leurs forces. Enfin, il y en a qui, parce qu'ils ont été infectés jadis de quelque virus, s'imaginent toujours en conserver encore quelque reste : on ne leur prescrira aucun remède, mais on cherchera à les désabuser, ou seulement, si les circonstances l'exigent, on ne leur permettra que les plus doux.

5º Il ne faut jamais donner de remèdes curatifs dans des cas de maladies incurables, par exemple, dans le cancer, dans les scrophules, dans le squirre invétéré, etc. ou du moins que ce ne soient pas des remèdes énergiques : car le traitement doit être tel que, s'il ne réussit point, au moins il ne nuise pas. Les jeunes médecins sur-tout doivent être sur leurs gardes, pour ne pas se charger de malades desquels des médecins expérimentés ont déjà désespéré, ou, s'ils s'en chargent, pour ne pas trop promettre : car ils pourroient par là compromettre beaucoup leur réputation. Celui-là réussira certainement le mieux, qui sera le plus sincère ; et quoique la prudence lui défende quelquefois de dire la vérité au malade, il doit la déclarer aux parens à qui il importe de la savoir : c'est ce qui a lieu surtout pour les phthisiques.

6.º Les remèdes ne doivent pas être non plus moins puissans que la maladie. En effet, il y a des médecins, même fort instruits, qui, par défaut d'expérience auprès du lit des malades, ne connoissant pas les forces de la nature, sont si timides dans la prescription des doses, que les meilleurs remèdes ne produisent aucun effet.

7.º On ne doit pas changer les remèdes, ni les augmenter sans nécessité. Certains médecins changent de médicamens, ou en augmentent la dose tous les jours, et quelquefois deux fois par jour, afin, disent-ils, de produire un effet. Ignorent-ils donc que l'état de la plupart des maladies change à des époques et dans des périodes déterminées ? Un bon médecin doit connoitre la nature des maladies, et les périodes de leur changement d'état, afin de savoir à quelle époque il peut espérer que le malade sera soulagé.

8.º Préférez les médicamens communs aux médicamens précieux, ceux qu'on trouve chez soi à ceux des pharmacies, à moins que les malades n'aient plus de confiance dans les uns que dans les autres.

9° Préférez aussi les médicamens agréables à ceux qui déplaisent, ceux qui sont éprouvés à ceux d'une vertu encore incertaine. Attachez-vous à plaire au goût, sur-tout pour l'enfance, l'âge suivant et les personnes délicates : par exemple, combinez le quinquina avec d'autres substances, afin qu'on le prenne volontiers, ou du moins sans beaucoup de répugnance.

10° Bannissez entièrement de vos formules les substances qui ne sont plus en usage, comme la poudre de corne de cerf, le bézoard, les pierres précieuses, les momies, la fiente, etc. On voit encore des gens recommander le crottin de cheval contre le tétanos ; et pourquoi, si tous les émolliens produisent le même effet ? D'autres recommandent les excrémens humains contre la goutte, l'or fulminant contre la rage, l'iléus, les obstructions opiniâtres, etc. quoique ce ne soit qu'une matière inerte, ou qui ne purge qu'à raison d'une substance saline qui lui est simplement adhérente. D'autres vantent le clou de Saint Ruppert comme un préservatif universel, différentes amulettes, et une infinité de folies de ce genre.

11° Il faut prendre garde de pécher contre les lois de la chimie : ce dont nous parlerons plus bas.

§. II.

Manière de prescrire, et règles à observer sur la forme.

La manière de prescrire varie à raison de la dose et de la forme, qui elles-mêmes varient à raison de la maladie, de l'organe affecté, de l'âge, du sexe, etc.

POUDRES.

Commençons par les *poudres*. Elles se prennent à l'intérieur, ou bien on les emploie extérieurement pour les sachets, les fumigations, les bains, les dentifrices, ou tout autre but chirurgical.

La *matière* d'une poudre est toute substance qui, seule ou avec addition d'une autre, est susceptible d'être pulvérisée : ainsi les huiles distillées, le camphre, le musc, le castoreum, les extraits se réduisent en poudre en leur joignant une autre substance ; il faut au savon médicinal une dose quadruple pour qu'il se pulvérise bien, et même pour les enfans on le prescrit avec une dose sextuple d'yeux d'écrevisses.

La *dose* des poudres à prendre intérieurement ne doit pas être au-dessous de huit ou dix grains, ni excéder un gros. Ainsi les feuilles et les fleurs ne se prescrivent même pas à cette dernière quantité, parce qu'elles feroient un trop grand volume : Mais on ne doit pas non plus prescrire des substances en poudre à une dose moindre, à moins qu'elles ne

soient très-légères ou combinées avec un autre cons-
tituant. Par exemple, l'extrait d'aconit se donne à
la dose d'un grain avec addition de huit grains d'yeux
d'écrevisses ou de sucre ; le mercure doux avec un
peu de sucre, mais il est plus prudent de n'administrer les préparations mercurielles que sous forme
de pilules. Dernièrement dans notre hôpital nous
avons porté jusqu'à un gros la dose des fleurs de
zinc, que l'on ne donnoit au commencement que
par demi-grain avec le sucre, la magnésie, les yeux
d'écrevisses. Le kermès minéral se donne toujours
à la dose d'un demi-grain : car à la dose d'un grain
il excite souvent le vomissement. Le soufre doré
d'antimoine et le tartre émétique se prescrivent de
la même manière. On commence par arroser le camphre d'un peu d'esprit de vin, et ensuite on le réduit
en poudre à l'aide du sucre. L'ipécacuanha, comme
sudorifique, se donne par demi-grain avec du sucre,
de même que le musc, le castoreum et l'opium avec
les yeux d'écrevisses.

La forme est une poudre très-fine, ou une poudre
moins fine, ou une poudre grossière. Cette dernière
s'emploie pour les fumigations, les sachets, les décoctions, les infusions, les cataplasmes, les vins
médicinaux.

La dose des poudres à appliquer extérieurement
varie : ainsi pour un vin médicinal, ce sera depuis
une once jusqu'à deux ; pour des fumigations depuis
demi-once jusqu'à une once ; pour un cataplasme,

suivant l'endroit sur lequel on l'appliquera ; par exemple, si c'est sur tout l'abdomen, alors une livre suffira ; pour des bains artificiels il en faudra depuis une livre jusqu'à trois. Exemple :

℞ *Foie de soufre* . . . . une livre.
      Bon pour trois fois.

On détermine la dose de la poudre, ou avec précision, au poids, pour les substances qui agissent fortement à petite dose ; ou moins exactement, comme avec la pointe d'un couteau ou une cuiller à café, si c'est une poudre absorbante ou fortifiante.

DÉCOCTION.

La décoction est un médicament interne, liquide, préparé par la coction dans un menstrue liquide.

La matière servant aux décoctions est très-variée. Ce sont premièrement tous les végétaux, racines, écorces, bois, herbes, feuilles, tiges, fleurs, fruits, semences : secondement les parties solides des animaux, comme la rapure de corne de cerf et celle d'ivoire, les tortues, les vipères, les limaçons. L'illustre de Haën employoit pour la toux convulsive qui provenoit d'une acrimonie acide la formule suivante :

℞ *Limaçons de jardin*, n° XX.
    Faites bouillir pendant $\frac{1}{2}$ *d'heure dans une demi-livre de bière.*

On fait aussi pour les phthisiques des décoctions de pieds de veau et de mouton : mais on a tort, parce qu'elles chargent l'estomac, et qu'elles augmentent la toux. Troisièmement, dans le règne minéral, on emploie aussi pour des décoctions l'antimoine, le mercure, et des sels. On renferme l'antimoine dans un nouet, et on le fait bouillir pendant quatre heures : sur la fin on ajoute les espèces des bois. Le mercure, comme anthelmintique, doit subir une ébullition de deux heures. Les sels s'ajoutent souvent aux décoctions fondantes eccoprotiques. Exemple :

> ℞ *Racines de chiendent,*
>
> > *Tamarins, de chaque* . . . . . une once.
>
> > *Faites bouillir pendant une heure et ajoutez sur la fin*
>
> > *Crème de tartre* . . . . deux gros.

La matière qui sert d'excipient n'est pas toujours la même; c'est de l'eau simple ou distillée, du lait, du petit lait, du vinaigre, du vin : cependant ces deux derniers servent plus souvent pour des infusions.

La proportion entre l'ingrédient et l'excipient d'une décoction sera d'une once ou d'une demi-once pour une livre du liquide qui sert d'excipient, à moins qu'une raison particulière ne la fasse déterminer différemment, par exemple, si on prescrivoit de la racine de salep ou des fleurs d'arnica. En effet l'arnica excite, quand on le donne à plus de deux gros, des nausées et des cardialgies très-cruelles, à moins qu'on ne l'emploie contre un état soporeux ou un état de putridité; et dans ces cas nous le portions dans notre hôpital jusqu'à une once. J'ai dit qu'en général *la proportion* étoit d'une once par livre : quelquefois cependant, quand on veut avoir plutôt un extrait liquide qu'une décoction, on augmente la proportion, et on la fait aller jusqu'à une demi-livre. Exemple :

℞ *Racines de chiendent* . . une demi-livre.

> *Faites bouillir pendant une heure et demie dans une suffisante quantité d'eau. Passez en exprimant fortement, et ajou-tez à la décoction qui doit être d'une livre*

> *Terre foliée de tartre en li-*
queur . . . . deux gros.
> *Sirop des cinq racines*
apéritives . . . . une once et demie.

La quantité s'évalue pour les racines et les se-mences par le poids, pour les herbes par poignées, pour les fleurs par pincées. Pour une livre de liquide on mettra une ou deux poignées d'herbes, ou deux pincées de fleurs, ou un gros et demi de semences. La manière de déterminer la quantité d'une décoc-tion varie, et il y en a deux principales : ou le mé-decin indique la quantité de liquide à employer, et prescrit de faire bouillir jusqu'à réduction à moitié ou au tiers ; ou bien il laisse au pharmacien le soin de doser l'excipient, et ne fixe que le temps que doit durer la coction et la quantité de la décoction faite.

Quant au temps que doit durer la coction, on fera bouillir l'antimoine quatre heures ; le quinquina, deux, des racines et autres parties de végétaux une demi-heure ou un quart d'heure. La quantité de la décoction doit être telle qu'on puisse la prendre en vingt-quatre heures : elle n'excèdera donc pas alors une livre et demie; ou quatre livres si elle doit tenir lieu de boisson ordinaire.

La dose à prendre à chaque fois est déterminée de manière que le malade boive deux, trois, quatre fois par jour, ou toutes les deux ou trois heures, plein une tasse ou une demi-tasse à café, ou, ce qui revient au même, deux, trois, et jusqu'à quatre onces. On spécifiera non seulement la dose de l'ingrédient, mais encore sa préparation préliminaire, comme la rapure, la contusion, la macération. Exemple :

℞ *Bois de Gayac rapé* . . . . . . *une once.*

> *Versez dessus une suffisante quantité*
> *d'eau, bouchez le vase, laissez infuser*
> *à chaud pendant vingt-quatre heures, et*
> *ensuite faites bouillir pendant une heure.*

On spécifiera aussi la manière de faire bouillir, à vaisseau fermé ou à vaisseau ouvert, s'il faut couler la liqueur, l'exprimer plus ou moins, se servir de la presse, clarifier. Je donne pour exemple le petit lait clarifié selon les règles.

On donne les décoctions ou seules, ou avec d'autres substances, comme un sirop, un sel, du savon, du roh ; ainsi dans une livre et demie de décoction passée on mettra deux onces de sirop ou même trois ; on mettra plus ou moins d'un sel, selon sa nature.

Il y a encore quelques autres espèces de décoctions. Telles sont les *tisanes* dont les grains forment l'ingrédient, et le *pochet* ou la seconde décoction (pour servir de boisson ordinaire) des mêmes espèces qui ont servi pour faire la première destinée à être prise à des temps déterminés. Tels sont encore les *bouillons*, si on a employé des parties d'animaux : si on a fait de la gelée, ces *bouillons* s'appellent alors des *restaurans*.

INFUSION.

L'*infusion* est un médicament interne, liquide, préparé par simple infusion dans un menstrue liquide.

L'infusion se fait à froid ou à chaud. Une infusion de fleurs ou d'herbes dans l'eau bouillante s'appelle *thé* ; on la fait pour l'ordinaire chez le malade, le pharmacien fournissant seulement les plantes prescrites. Souvent il y a dans la même formule décoction et infusion, quand le médecin prescrit des substances dont les unes exigent la première préparation, et les autres la seconde seulement. Exemple :

R̞ *Feuilles de guimauve* . . . . } ãã une
      de mauve. . . . . . . } poignée.

Faites bouillir pendant un quart d'heure dans une s. q. d'eau. Ajoutez sur la fin,

Fleurs de bouillon blanc . . une pincée.

Laissez infuser pendant un d'heure.

L'infusion se fait à froid de préférence, qua on veut extraire quelque principe par le moyen vin ou de la bière; Alors c'est une infusion vine ou un vin médicinal ; ou une bière médicamenteuse.

L'infusion à froid du quinquina et de plusieurs autres amers est peut-être aussi préférable : du moins la saveur du quinquina se fait-elle beaucoup plus sentir de cette manière que dans une décoction. Voici une formule :

℞ *Quinquina en poudre* . . . . . *une once.*

Broyez dans un mortier de marbre, en versant dessus peu à peu quelques onces d'eau. Ajoutez ensuite une livre et demie d'eau, remuez souvent, et laissez infuser à froid pendant vingt-quatre heures. On passe la liqueur avant d'en faire usage.

On prépare aussi les infusions à froid, en tenant dans l'eau ordinaire, ou dans le vin, ou dans la bière, les substances enfermées dans un linge.

On emploie en *infusion* des herbes, des fleurs, des racines, et toutes les substances dont la vertu réside dans un principe volatil. Il y a des substances dont les propriétés ne résident point dans un principe volatil, mais fixe, et qui cependant n'ont besoin que d'être infusées, parce qu'elles se dépouillent facilement de ce principe. Telles sont les fleurs de mauve, de guimauve, etc. (1).

L'infusion, de même que la décoction, ne doit être faite qu'à une *quantité* telle qu'elle puisse être prise dans les vingt-quatres heures, et même en dix heures dans la saison de l'été, parce qu'elle se corrompt alors facilement.

La dose, pour chaque fois, est depuis deux onces jusqu'à quatre, ou depuis une demi-tasse jusqu'à une tasse entière, toutes les deux ou trois heures, ou même toutes les heures. Quand une infusion doit être bue toute entière en une seule fois, on l'appelle potion; et ordinairement c'est pour les purgatifs qu'on emploie cette forme, qui ne doit pas excéder quatre onces. Les plus connues sont l'eau laxative du dipensaire de Vienne, à trois ou quatre onces de laquelle on ajoute deux ou trois gros de sel ; ensuite l'hydromel des enfans qui est de trois ou quatre onces, dont on fait prendre toutes les heures ou toutes les deux heures une demi-tasse jusqu'à ce qu'il commence à purger.

CLAIRET.

Le clairet (claretum) est une infusion qui doit être d'un goût, d'une odeur et d'une couleur agréables. Des fleurs de roses rouges ou de gre-

---

(1) La rhubarbe perd par la décoction ses propriétés fondantes et en acquiert de stimulantes : les feuilles de séné doivent toujours seulement infuser et jamais bouillir.

nades, etc. avec quelque sirop agréable, font un clairet, de même que des conserves mises en infusion.

JULEP.

Le *julep* est un médicament interne, liquide, transparent, d'un goût, d'une odeur et d'une couleur agréables, fortifiant, et le plus souvent fait pour tromper la soif.

On prend de l'eau distillée simple, ou quelqu'autre eau amie des nerfs, et on y mêle des sirops agréables, ou un oléo-saccharum, ou des jus récens acides et doux. Je donnerai pour exemple de l'eau de fraises ou de cerises avec du sirop de groseilles ou de mûres, etc.

La quantité d'un julep s'étend depuis une livre jusqu'à deux.

SUCS EXPRIMÉS.

Les sucs exprimés des végétaux sont un médicament interne, liquide, tiré par expression des plantes, des feuilles et des racines.

Toute espèce de plante n'est pas propre à remplir le but que l'on se propose, mais seulement celles qui sont succulentes, savonneuses, anti-scorbutiques (ces dernières seulement quand elles sont fraîches.) Telles sont la racine de dent-de-lion (et même cette plante toute entière), les racines de chicorée, d'endive, de laitue, de pourpier, le bécabunga, le cresson de fontaine, le cerfeuil, l'oseille de l'une et de l'autre espèce. On ne prescrit pas ces sucs en tout temps indifféremment, mais au printemps seulement ; dans les autres saisons on les remplace par des conserves des mêmes plantes.

La dose ordinaire des sucs est de trois ou quatre onces ; on ne doit pas excéder. On les donne seuls, ou avec d'autres substances également indiquées, comme un sel neutre, le sirop des cinq racines apéritives, de cannelle, de menthe, de camomille, ou avec un oléo-saccharum.

La manière la meilleure de les prescrire consiste à faire prendre des racines ou des plantes en quantité suffisante pour en obtenir tant d'onces de sucs. Il y en a qui spécifient la quantité de laquelle on doit exprimer une ou deux doses de sucs.

Les précautions à prendre relativement à ce genre de remèdes, sont :

1° De ne pas les prescrire à ceux qui ont l'estomac débile, au moins à jeun, mais après le déjeûner ordinaire et en divisant les doses.

2° Les malades qui ne supportent pas les sucs des plantes fraîches supportent quelquefois les conserves de ces plantes en infusion, ou même en décoction dans du petit lait. Exemple :

℞. *Conserve d'oseille . . . . une once.*
Faites infuser dans une livre de petit lait, passez avec expression et ajoutez, etc.

3° Quand ils ne supportent pas même l'infus'
alors on fait cuire ces plantes fraîches dans
bouillon gras : mais il faut auparavant les expri
à moins que ce ne soient des plantes potagères
dinaires, pour lesquelles l'expression devient
inutile.

MIXTURE.

La mixture est un médicament interne, liquide,
que l'on prépare par le seul mélange de diverses
substances.

On distingue la mixture en simple et en concentrée.

La matière de la mixture, ou les substances que
l'on mêle à l'excipient, sont 1° celles qui se pul-
vérisent aisément et agissent à petite dose; 2° celles
qui sont molles, comme les électuaires, les robs,
les pulpes, certaines confections, les sirops, les
baumes; 3° des liquides concentrés, tels que les
élixirs, les essences, les teintures, les esprits, les
huiles essentielles, les sucs, les baumes liquides.

L'excipient est de l'eau de fontaine, de l'eau
distillée, simple, aromatique, une infusion, une
décoction.

La totalité d'une mixture va depuis cinq onces
jusqu'à huit ou dix, et jamais elle n'excède une
livre. Le malade en boit une tasse de deux onces
jusqu'à quatre, toutes les deux ou trois heures, et
même toutes les heures.

La quantité de la mixture doit être telle, qu'on puisse la consommer en vingt-quatre heures, soit parce qu'elle pourroit s'altérer, soit parce que les changemens qui surviendroient dans l'état du malade obligeroient à y ajouter ou à en retrancher quelque chose. C'est par cette raison que l'on change si souvent les mixtures, et dans les maladies aiguës et dans les maladies chroniques.

On ne prescrit pas des mixtures à toute espèce de malades, mais principalement aux enfans, aux sujets foibles et délicats qui prennent difficilement les remèdes : car les liquides s'avalent plus aisément que les solides. Enfin on doit éviter d'y faire entrer des substances inertes, ou celles qui sont d'un trop haut prix. Elles admettent les sels : mais il est contraire aux lois de la chimie, de vouloir en masquer le mauvais goût par l'addition des acides minéraux, tels que l'esprit de nitre dulcifié, l'esprit de vitriol.

Une mixture concentrée s'appelle aussi quelquefois *gouttes*. La quantité pour une seule prescription est ordinairement d'une demi-once jusqu'à une once. La dose n'excèdera jamais cent gouttes : communément c'est vingt, trente gouttes, deux ou trois fois par jour. La matière des gouttes se trouve presque toujours toute préparée dans les pharmacies; par exemple les esprits, les essences, les teintures, les huiles, les baumes : mais on peut aussi employer d'autres substances que l'on dissout pour cet effet dans de l'esprit de vin; telles sont les résines, les gommes-résines, le camphre,

ÉMULSION.

L'émulsion est un médicament interne, liquide que l'on extrait, par la trituration, à l'aide d'un menstrue liquide, des substances oléoso-mucilagineuses.

On prescrit des émulsions pour rafraîchir, adoucir, ramollir. L'excipient est ou de l'eau simple, ou une infusion, ou une décoction, ou du petit lait : la *matière* proprement dite, des amandes et des graines oléoso-mucilagineuses.

On y en ajoute d'autres quelquefois, par exemple des sirops : mais parmi les sels, il n'y a guère que le nitre dont on fasse usage. En général il ne faut rien mettre dans une émulsion qui en altère le goût ou la couleur. La quantité est depuis quatre onces jusqu'à une livre : on ne les garde pas plus de vingt-quatre heures dans les temps ordinaires, et moins en été.

ÉLECTUAIRE.

L'électuaire est un médicament interne, d'une consistance épaisse ou de celle du miel, composé de différentes substances, excepté de sirops.

La consistance d'un électuaire peut être ou molle ou épaisse. Dans le premier cas, on lui donne aussi le nom de conserve (*conditum*), parce qu'on y fait entrer des choses conservées (*condita*), comme les thériaques, etc.

La quantité est depuis deux onces jusqu'à
quatre. La dose varie selon la nature des composans : ou une cuillerée à café, ou une cuillerée ordinaire ; gros comme une aveline, comme une mus-
cade, comme un gland. Si la consistance est épaisse,
c'est presque toujours gros comme une féve, deux
ou trois fois par jour.

La matière propre de l'électuaire est une poudre,
un extrait, une pulpe, des essences, des huiles, des
baumes. C'est le pharmacien qui juge de la quantité de sirop nécessaire, et on se contente d'écrire
sur la formule, *en quantité suffisante* pour faire
un électuaire de telle ou telle consistance.

Il est très-rare que l'on donne des électuaires
dans les maladies aiguës, mais ils sont très-usités
dans les maladies chroniques, comme toniques,
stomachiques, emménagogues, vermifuges, fébri-
fuges, anti-spasmodiques, etc.

BOL.

Le bol est un électuaire épais que l'on doit
prendre en une seule dose. La *quantité* d'un bol
est d'un demi-gros, d'un gros, et tout au plus d'un
gros et demi : cette dernière dose convient rarement.

C'est sous cette forme que l'on donne les opia-
tiques, certains purgatifs, et tout médicament mou
ou en poudre, qui, pris seul, seroit âcre, ou exci-
teroit des nausées, ou offenseroit les voies de la

déglutition. On prescrit le bol une fois ou dans un même jour. La forme de bol ne convie ni aux personnes délicates, ni aux fébricitans, ceux dont l'esprit est aliéné, ni à ceux qui y pugnent faute d'habitude, ni aux enfans.

LOOCH OU ECLEGME.

Le looch est un électuaire de consistance molle, un peu plus épais que le sirop.

La dose en est arbitraire; on en prend dans les maladies de la bouche et de la gorge une petite cuillerée plus ou moins souvent, on la retient dans la bouche, et on l'avale peu à peu. Quelques médecins prescrivent les loochs dans les maladies de la poitrine et de la trachée-artère : mais certainement c'est un moyen nul ou nuisible.

Les composans du looch sont tous les mucilagineux, les huiles, les sirops, mais jamais les poudres.

La conserve (et aussi la confection) est une substance végétale, et particulièrement des racines confites dans du miel ou du sucre. Dans la *confection* ce sont des baies que l'on prépare ainsi, et dans la *conserve* des fleurs et des feuilles.

OLÉO-SACCHARUM.

L'oléo-saccharum est formé d'une huile essentielle que l'on reçoit à la dose de quelques gouttes sur un morceau de sucre.

PILULES.

Les pilules sont un médicament interne, dont on fait de petits globules du volume d'un pois.

On en prescrit de purgatives, d'emménagogues, de fortifiantes, de calmantes, d'anti-spasmodiques. Elles ne sont point d'usage dans les maladies aiguës, mais seulement dans les chroniques. On les compose de toutes les substances qui sont efficaces à petite dose, et susceptibles d'être réduites en globules : ce qui exclut les sels, si ce n'est quelques-uns qui ont ces propriétés, par exemple, les fleurs de sel ammoniac. Elles agissent mal pour procurer le vomissement. On n'en donne point aux enfans; et en général, il faut demander aux malades si cette forme de médicament leur conviendra : car un grand nombre ne peuvent s'en accommoder, si ce n'est quand il s'agit de faciliter le sommeil.

La matière des pilules se trouve toute préparée dans les masses officinales : savoir, les savons, les résines, les extraits résineux solides, les sucs épaissis, les poudres actives à petite dose, les mercuriaux, les amers fétides.

L'excipient varie selon la nature de la matière elle-même, et selon sa consistance. Ainsi ce sera un sirop, du miel, un baume, de la térébenthine, des essences, des teintures et des esprits.

La masse de chaque pilule est depuis un demi-grain jusqu'à trois grains.

Le nombre est depuis une pilule jusqu'à six, rement jusqu'à huit.

La masse totale des pilules ne doit pas ex une once : elle ne doit pas non plus être trop pe parce que dans les maladies chroniques où sont le plus ordinairement usitées on ne doit a tendre un changement, et par conséquent une nouvelle indication, qu'au bout d'un temps assez long.

On est dans l'usage d'envelopper les pilules avec des feuilles d'or ou d'argent ; mais c'est mal à propos, puisque cette enveloppe ne facilite point l'action du médicament, et que souvent même ces pilules, ne se dissolvant point dans l'estomac, sont rendues par les selles comme on les avoit prises. C'est ce que nous observâmes à l'égard des pilules d'Hoffmann, sur un particulier qui en avoit pris vingt-quatre, que l'on retrouva dans ses matières sans aucune altération.

TROCHISQUES.

Les trochisques ou pastilles sont un médicament solide, sec, composé d'une matière sèche réduite en poudre, dont on forme une pâte avec un liquide quelconque : on divise cette pâte en petites parties de toute sorte de figures, excepté la figure ronde, en sorte qu'on pourroit les appeler des pilules non rondes.

On les prescrit dans certaines maladies de la

bouche, du gosier, de la tête, de la trachée-artère ; dans la toux gutturale ; contre la fétidité de la bouche, provenant de la carie des dents, du scorbut, de la phthisie, de la vérole, quand il y a salivation, et même quand elle n'existe pas, si elle est près d'avoir lieu, ou qu'il y ait des ulcères vénériens. On les emploie encore comme stomachiques, pour purger les enfans, pour chasser les vers. A l'extérieur, on s'en sert pour des fumigations.

L'excipient est un mucilage, un baume, rarement un sirop, jamais le miel. La quantité de chaque trochisque est depuis trois grains jusqu'à un demigros, et la quantité totale depuis deux onces jusqu'à quatre.

M O R S U L E S.

Les morsules sont un médicament interne, sous forme sèche. On les fait le plus ordinairement quarrés. Il entre dans leur composition différentes espèces ; plus, du sucre cuit en consistance de tablette.

Les tablettes et les rotules n'en diffèrent que par la forme ; elles ont les mêmes propriétés : il faut qu'elles soient cassantes, d'une odeur et d'une saveur agréables, et qu'elles fondent dans la bouche.

La dose est depuis vingt-quatre grains jusqu'à un ou deux gros. On en prescrit aux enfans, et souvent à des adultes, dans des cas de gale ou de maladie syphilitique.

REMÈDES EXTERNES.

On appelle *remèdes externes* ceux que l'on plique à l'extérieur du corps, sous forme de ba de lavement, d'aspersion, d'épithème, de plasme, de fumigation, d'emplâtre, de cérat, d' guent, de baume odorant, de liniment, etc.

BAIN.

Le bain est un médicament externe qui, sous la forme d'un liquide ou d'une vapeur humide, sans l'intermède d'aucun véhicule ni d'aucune injection, produit son effet en mouillant la superficie externe du corps.

Il y a le bain chaud, le bain froid, le bain simple d'eau douce, le bain d'eau minèrale, le bain de vin, le bain composé d'une manière quelconque; le bain de vapeurs, la douche (et celle – ci est ou chaude, ou froide, ou simple, ou médicamenteuse), le bain de sable, celui de cendres gravelées, celui de sel marin, celui de boues thermales.

BAIN CHAUD.

Le bain chaud n'est quelquefois qu'un demibain, un bain de siége à l'eau simple, ou coupée avec un huitième de lait, ou rendue médicamenteuse par le moyen de certaines plantes.

Les précautions à prendre pour qu'un bain chaud fasse du bien sont :

1º Qu'il ne soit point trop chaud, à moins qu'on n'ait l'intention d'exciter la sueur.

2º De l'interdire à ceux qui ont de la saburre dans l'estomac ou dans les intestins;

3º A ceux qui ont la fièvre;

4º Aux pléthoriques, à cause du stimulus de la chaleur et de la raréfaction des humeurs;

5º A ceux qui éprouvent une perte de sang non naturelle : ce qui ne comprend point l'évacuation menstruelle.

6º De ne les point prendre aussitôt après le repas, lorsque l'estomac est plein, mais le matin ou le soir, lorsque la digestion est faite. L'oubli de cette précaution a souvent occasionné l'apoplexie. C'est par cette raison que presque tous les ans on compte un assez grand nombre de personnes mortes apoplectiques parmi les malades qui fréquentent les eaux thermales voisines de Vienne.

Observez qu'on est dans l'usage de purger d'abord et de saigner ceux à qui on veut faire prendre les bains. Quoiqu'il convienne de purger ceux qui ont des humeurs à évacuer, et de saigner les pléthoriques, cependant cette coutume est mauvaise et nuisible comme règle générale.

Le *pédiluve* ou bain des pieds et des jambes est communément employé dans les cas de céphalalgie : mais quand la céphalalgie est un symptôme de la fièvre ou de la pléthore, non-seulement il ne produit aucun bien, mais même il devient nui-

sible en augmentant la fièvre et en r
fluides. Le bain de pieds est également inutile
la céphalalgie nerveuse. Mais il est très-av
geux dans celle que produisent les humeurs qu
elles se portent vers la tête, dans la rigidité
corps. On le prend tiède, et le relâchement qu
procure fait disparoître la trop grande résis
que les parties inférieures opposent à l'abord du
sang. C'est souvent le seul et le meilleur remède
dans les hernies étranglées : dans l'inflammation et
dans l'entéritis : mais il faut avoir l'attention de
l'employer tiède et non pas chaud,

Les bains froids sont un excellent tonique; on
les a toujours à sa disposition, quand les autres
toniques sont impraticables. En effet, il y a des cas
où, l'irritabilité se trouvant jointe à la foiblesse,
les doux fortifians qui n'irritent point et n'ont
aucune acrimonie sont singulièrement indiqués :
et tels sont les bains froids,

Ces bains sont utiles après des hémorrhagies con-
sidérables; pour les femmes, après des règles trop
abondantes, quand elles sont sujettes aux fausses
couches par trop de relâchement et de foiblesse des
vaisseaux de la matrice, dans les suppressions de
règles, dans la maladie hypochondriaque et dans
l'hystéricisme *sine materie*, dans la foiblesse qui
suit les longues maladies ou les évacuations exces-
sives de sang, dans la disposition aux fluxions,
dans le rachitis dont ils deviennent souvent le

remède unique, les enfans se refusant à tout autre, ou n'en faisant aucun de la manière convenable. Enfin ils sont très-avantageux contre le catarrhe, dans les toux catarrhales, séreuses ou bilieuses. Mais il faut les éviter soigneusement dans toute espèce d'inflammation.

Indépendamment de l'usage qu'on en fait dans un si grand nombre de maladies, on les emploie encore localement avec beaucoup de succès dans les contusions. Ils préviennent la meurtrissure, ou la dissipent lorsqu'elle existe déjà, et qu'elle n'est pas trop considérable. C'est même une coutume, parmi le peuple, d'appliquer des substances froides sur les parties qui ont été contuses chez les enfans. Dans les contusions à la tête, et ce qu'on appelle commotion du cerveau, l'usage de l'eau froide est très-efficace pour empêcher les humeurs d'affluer en trop grande abondance, soit qu'il y ait blessure ou non dans l'état soporeux, dans les cas d'apoplexie, et même lorsqu'il faut appliquer le trépan.

On l'applique alors de la manière suivante : On saupoudre de sel ammoniac et de nitre un morceau d'étoffe proportionné au besoin et à la grandeur de l'endroit contus ; on l'applique sur la tête, et ensuite on l'asperge d'eau froide, afin que la dissolution du sel se fasse sur l'endroit même, et lui imprime ce sentiment particulier de froid que nous éprouvons, lorsque ces sels se dissolvent dans la bouche par la salive. On retire de ce moyen un grand secours, sans cependant négliger les autres qui seroient indiqués. On s'en sert encore avec avantage dans la phrénésie et dans la manie produites par les veilles.

Il y a trois manières de faire usage des bains.

La première consiste dans la friction et l'ablution. On l'emploie pour les personnes délicates, les enfans du premier et du second âge, et ceux qui, faute d'habitude, ne peuvent supporter le froid dans le premier moment.

La seconde est le bain de siége. Le malade, après avoir été lavé et frictionné pendant un quart d'heure ou une demi-heure, se place dans un bain dont la chaleur excède à peine la chaleur naturelle: il laisse écouler successivement cette eau, et la remplace à mesure, jusqu'à ce que le bain de tiède qu'il étoit soit devenu froid. On emploie plus communément encore une autre espèce de bain de siége, qui consiste à se frotter d'abord tout le corps, ensuite à entrer dans l'eau froide lentement et successivement, et enfin, quand on y est tout entier, à s'y mouvoir continuellement, soit en nageant, soit de toute autre manière.

La troisième manière de faire usage du bain est l'immersion totale, dans laquelle on réunit le mouvement à l'impression du froid : c'est certainement la meilleure de toutes. Seulement on doit éviter que la poitrine touche l'eau la première. En général il ne faut se baigner qu'à jeun, et quand on n'est ni pléthorique ni hémoptysique.

L'eau froide ou à la glace, bue en grande quantité, est aussi d'un usage excellent dans les fièvres bilieuses : car elle excite le vomissement et les selles, et ensuite des sueurs abondantes. Elle empêche ainsi ces fièvres de dégénérer en putrides ; et même dans les deux espèces de fièvres putrides, elle est utile par sa vertu tonique. Elle est également avantageuse dans les cas où la foiblesse est jointe à l'irritabilité, comme chez les hypochondriaques, chez ceux qui sont épuisés par les travaux de l'esprit ou par la masturbation, et auxquels le quinquina et les martiaux, quoique très-indiqués d'ailleurs, nuisent à raison de leur stimulus. Alors presque tout espoir de sauver ces malades est fondé sur l'usage de l'eau froide, qui quelquefois, en détruisant par degrés cette excessive irritabilité, fait que les malades supportent même les remèdes dont nous avons parlé. Elle agit en fortifiant et en resserrant les solides, et par là même en détruisant les embarras. Aussi les gens gras s'en trouvent-ils bien, sur-tout en y joignant l'exercice. En sortant d'un pareil bain, on éprouve toujours une certaine agilité, de la facilité dans les mouvemens, et une augmentation de la chaleur du corps.

Le bain de vapeurs agit plus puissamment que le bain chaud et que le bain tiède. Sa propriété d'amollir se manifeste principalement dans les cas de rigidité et d'immobilité des muscles, dans la fièvre rhumatisante, lorsque l'humeur s'est fixée sur une articulation dont le gonflement, après avoir résisté à tous les autres moyens, cède quelquefois complétement aux bains de vapeurs. Ils produisent le même effet dans le raccourcissement des tendons et dans l'immobilité causée par un trop long repos. Ils résolvent puissamment les tumeurs des glandes du sein qui proviennent d'une congestion laiteuse, et font évanouir cette crispation des vaisseaux qui s'oppose à la secrétion et à l'excrétion du lait. Ils sont aussi très-utiles dans les maladies de la gorge, de l'œsophage et des poumons, et sur-tout dans l'angine, à moins qu'elles ne soient accompagnées d'une fièvre générale, parce qu'alors ils nuiroient en l'augmentant. On les emploie également avec succès contre les exostoses rebelles, pourvu qu'on ne néglige pas les autres remèdes, par exemple, les mercuriaux.

Ce bain se prépare, 1° avec l'eau simple, dont on reçoit la vapeur en couvrant avec un linge la partie malade; 2° avec l'eau et le vinaigre; 3° avec l'eau et les plantes aromatiques; 4° avec l'eau à laquelle on ajoute à différentes reprises du sel ammoniac, ou de la chaux vive, ou de l'esprit de sel ammoniac, ou un mélange de cette dernière substance avec le vinaigre.

L'embrocation s'emploie plutôt pour résoudre que pour ramollir, et même pour provoquer la sueur. Elle s'applique, en laissant tomber l'eau d'une certaine hauteur sur la partie affectée. Cette hauteur varie ; et plus elle est considérable, plus on doit en attendre d'effet.

La matière de l'embrocation est ou de l'eau simple, ou une eau thermale, ou une eau médicamenteuse, froide ou chaude, selon le but que l'on se propose. Pour discuter, on emploie une eau thermale, ou de l'eau simple que l'on rend médicamenteuse ; et pour ramollir beaucoup, de l'huile ou de l'eau simple tiède ; pour fortifier, de l'eau froide.

L'embrocation est utile contre la rigidité des membres, de quelque cause qu'elle provienne, soit d'une blessure, soit d'une contusion, soit d'une situation trop long-temps gardée, soit d'une lymphe épaissie ; contre les tumeurs arthritiques et l'immobilité qui survient à une fièvre vague ; après l'apoplexie, s'il en résulte la paralysie d'un membre. Les auteurs attestent encore que la manie a cédé à des embrocations froides.

On rend l'embrocation médicamenteuse de différentes manières. On peut faire dissoudre dans l'eau des boules de mars, de l'esprit de soufre, du foie de soufre, du sel ammoniac, de l'esprit de ce sel, du savon de Venise. On peut y faire infuser ou bouillir des plantes, selon le but que l'on se propose, de fortifier, de discuter, de résoudre, d'amollir.

Lorsqu'on veut employer les embrocations, il faut préparer la partie, en la frottant auparavant avec un onguent dont la vertu soit analogue au but que l'on se propose : par exemple, si l'embrocation doit être

résolutive, on frottera la partie avec un onguent
également résolutif, tel que celui qui seroit fait avec
de l'huile et l'esprit de sel ammoniac.

Les bains artificiels sont ceux dont on rend l'eau
médicamenteuse par l'addition de certaines substances. On les rend tels, 1º en éteignant à différentes reprises dans l'eau un fer rouge, ou en se
servant de l'eau des forgerons.

2° En imprégnant l'eau de dissolutions de soufre
et de chaux, ce qui forme une sorte de bain sulfureux.

3º Si on emploie le foie de soufre tout seul. Par
exemple, prenez une livre de cette substance ; faites-
la dissoudre dans trois livres d'eau, et mêlez au reste
du bain. Mais ce procédé est plus dispendieux que
les bains de Bade préparés par la main de la nature.

4° Si on fait une décoction ou une infusion de
plantes médicamenteuses, par exemple, de celles
qui sont céphaliques, ou discussives, ou émollientes.

5° En ajoutant du lait à l'eau : pour l'ordinaire,
la proportion est d'un huitième. Mais ce bain n'a
d'autre vertu que celle de ramollir.

6° On fait encore, et très-souvent, un bain ar-
tificiel avec le dépôt des eaux thermales. On frotte
la partie avec ce sédiment, on l'expose au soleil, et
quand le sédiment est sec, on le mouille de nouveau,
et on l'expose au soleil comme la première fois. Ce
sédiment est de diverse nature ; ou il est de nature
argileuse et grasse, ou il est de nature martiale :
mais il est toujours résolutif, parce qu'il fortifie et

resserre. C'est par cette raison qu'on l'emploie dans l'hydropisie , dans la leucophlegmacie , dans les varices des jambes, dans les ulcères sordides , si toutefois l'hydropisie est locale , comme celle des jambes ou des pieds, ce relâchement partiel des extrémités inférieures étant un reste d'une hydropisie générale.

Notez qu'après l'application de ce sédiment il faut contenir les varices des jambes par un bandage approprié. On ne parvient souvent que par l'usage de ce sédiment thermal à guérir les ulcères qui coulent comme des cautères.

7° Le bain de sable chaud, dans lequel on met les pieds, produit à peu près les mêmes effets que le sédiment des bains dans l'hydropisie et dans la leucophlegmacie locale.

8° Le bain de cendres chaudes a les mêmes propriétés que ceux dont nous avons parlé.

9° Il en est de même de celui de sel marin.

10° Le bain de terre s'administre, en plaçant le malade dans une fosse , et en le couvrant jusqu'à la tête de terre récemment remuée. Van-Swieten en fait un grand éloge, et il l'employa trois fois pour le même individu avec un succès complet : mais assurément il administra en même-temps d'autres remèdes qui auront eu la plus grande part dans la guérison. On rapporte que certaines fièvres hectiques ont été guéries par cette méthode, qui agit peut-être par le froid et par l'humidité.

11° Le bain d'air consiste à exposer à l'action de

ce fluide le malade nu en entier ou en partie. C'une espèce de bain froid qui n'est utile que par le seul sentiment du froid.

12° Le bain de vin s'emploie à peu près dans les mêmes circonstances que le bain de sable.

13.° Celui de marc de raisin sert pour fortifier et résoudre.

14° Le bain mercuriel se compose avec une demi-once de sublimé corrosif sur trente-deux mesures d'eau. Un médecin très-célèbre guérit par ce moyen un domestique de tophus fort anciens qui avoient résisté à tout autre remède.

15° Le bain de fumier, ou le séjour dans les étables au milieu du fumier. Ce remède dégoûtant vaut tout au plus la peine d'en faire mention. On dit cependant en avoir fait usage dans des cas de tétanos; mais quel fut son effet? c'est ce qu'on n'explique pas. Le peuple emploie encore la bouse de vache : mais certainement nous connoissons des émolliens qui lui sont bien préférables.

DU LAVEMENT.

On appelle lavement tout ce qui s'injecte par le fondement, sous forme de liquide, ou de vapeur, ou de fumée.

On prescrit des lavemens, pour purger; ramollir; nourrir; fortifier; chasser les vers, la fièvre; calmer; comme moyen chirurgical.

1.° Les lavemens eccoprotiques se composent avec

des dissolutions de manne, de miel commun, de
miel mercurial, de sucre rouge, de sel ordinaire ou
d'un sel amer; on y ajoute de l'huile d'olives, de
lin, etc. L'excipient est une décoction d'orge, de
guimauve, de son, ou un bouillon, ou de l'eau tiède.

Ces lavemens se préparent aisément chez les malades, et presque jamais chez le pharmacien. La
quantité pour un adulte est depuis dix onces jusqu'à
une livre, et jamais au delà.

2° Quand on veut purger, on emploie les mêmes
substances dont nous venons de parler, mais à plus
haute dose, ou on leur en associe de plus actives.
Mais quand il s'agit de procurer plusieurs selles, on
se sert de médicamens composés, tels que l'électuaire
hiera piera dans lequel entrent la racine d'asarum
et l'aloès, l'électuaire purgatif, etc. : seulement la
dose doit être quadruple de celle que l'on prendroit
par la bouche. On fait même souvent dissoudre dans
un lavement jusqu'à dix ou douze grains de tartre
stibié, quand le canal intestinal est obstrué par des
matières fécales endurcies, et qu'on a déjà essayé
inutilement les émolliens : car dans les hernies étranglées, qui sont récentes et peu volumineuses, on ne
doit faire usage que des lavemens émolliens et des
cataplasmes sur l'abdomen, indépendamment des
anti-phlogistiques internes.

C'est ici le lieu de parler des lavemens de fumée
de tabac, que l'on a souvent préconisés dans les
hernies étranglées, mais qu'il ne convient presque

jamais d'employer, si ce n'est dans celles qui sont anciennes. Leur usage le plus ordinaire, comme excitans, est dans les apoplexies et les morts apparentes.

3° Pour ramollir, on prend des bouillons non salés, de l'huile d'amandes douces, d'olives, de lin, des émulsions d'amandes, la décoction de guimauve, celle de salep, etc. des dissolutions de gomme arabique, de gomme adraganthe, de mucilage de semences de coing. La quantité ne doit pas excéder une demi-livre, et on répète le lavement toutes les deux heures, pour qu'il serve de fomentation.

4° Les lavemens nourrissans ne se font point avec le lait, qui forme beaucoup de matière fécale, mais avec des bouillons, soit simples soit unis avec un jaune d'œuf. Ils sont indiqués pour les apoplectiques qui ne peuvent pas avaler, dans les cas d'angine, de squirre à l'estomac, d'endurcissement cartilagineux du pylore, etc. On en donne un d'une demi-livre toutes les deux heures.

5° On donne en lavement une eau de camomille, pour calmer les douleurs qui ont lieu dans certaines maladies, tant internes qu'externes, par exemple, dans le ténesme qui termine la dyssenterie. Dans ces circonstances, c'est une mauvaise méthode de faire entrer dans un lavement une once et demie de thériaque d'Andromaque et de la térébenthine combinée avec un jaune d'œuf, ces deux substances étant évidemment irritantes : il vaut mieux, à la place de ce lavement, en prescrire un avec une dose quadruple de laudanum liquide de Sydenham.

6° Les lavemens anthelminthiques doivent contenir une dose quadruple des substances dont on ne prend par la bouche qu'une dose simple. Plusieurs d'entr'elles sont d'abord soumises à l'infusion ou à la décoction : mais il est évident que ces lavemens ne peuvent agir que contre les vers ascarides. On en prépare aussi avec de l'huile : mais ceux avec l'infusion de tabac doivent être proscrits, parce qu'ils excitent, comme le tartre stibié, la super-purgation.

7° On administre la décoction de quinquina en lavement ou sous forme de cataplasme à ceux qui, par foiblesse ou par idiosyncrasie, ne peuvent la boire ou prendre de l'écorce en poudre. La dose ne doit pas excéder une demi-livre.

On observera encore à l'égard des lavemens, qu'ils conviennent à tous les âges, et particulièrement aux enfans, dont les maladies ont, pour la plupart, leur siége dans l'abdomen. La quantité sera proportionnée au but qu'on se propose. Un lavement destiné à être gardé long-temps n'excédera pas une demi-livre. Les lavemens émolliens sont préférables à tous les autres dans les fièvres inflammatoires et dans les hernies étranglées, où il ne faut prendre par la bouche que très-peu de médicamens.

Les lavemens à froid conviennent dans les ch
de rectum, les hémorroïdes internes avec relâchement, l'hypochondriacisme et la trop grande irritabilité; on donne aussi alors avec beaucoup de
fruit des gelées froides.

DE L'ÉPITHÈME.

Tout ce que l'on applique extérieurement au
corps, soit fomentation, cataplasme, etc. soit emplâtre, onguent, sinapisme, etc. est un épithème.

1° La fomentation est ou sèche ou humide. La
première consiste dans des sachets remplis de farine de féves, d'ers, etc.; de fleurs de roses, de
sureau, de camomille : on ajoute du sel commun,
du nitre, des cendres, du camphre. Quelquefois,
après avoir rempli les sachets de cendres seulement,
on frotte leur superficie externe avec du camphre.
Quand on veut opérer une résolution, on ne les
charge souvent que de sel commun.

A la fomentation sèche appartient aussi la cu-
cuphe, qui s'applique à la tête, et est formée ou de
plantes, telles que la lavande, la sauge, le ro-
marin, etc. ou de fleurs. On l'emploie communément dans le rachitis, dans l'hydrocéphale, etc.
Dans l'hydropisie on en prépare quelquefois des
lits entiers.

La fomentation humide est une liqueur chaude,
ou émolliente ou discussive, et qu'on applique de
différentes manières, avec une flanelle, ou un linge

plié en quatre, ou une éponge, ou enfin une vessie de bœuf à demi-remplie.

La matière est de l'eau chaude simple, du lait chaud, du lait rendu médicamenteux avec des plantes, ou du savon quand on se propose en même-temps de ramollir et de résoudre. Pour ramollir, on se sert des espèces émollientes de mie de pain bien pénétrée d'huile de lin : pour résoudre, ce sera de la saumure, du vin, de l'oxicrat, etc.

La fomentation de vapeurs consiste à rassembler et à appliquer sur la partie malade l'eau réduite en vapeurs. Ce seroit inutilement que l'on feroit bouillir des substances émollientes dans cette eau, puisque le principe qui ramollit n'est point volatil. Il est encore absurde de conseiller la vapeur de l'eau reçue par la bouche dans les pleurésies et les péripneumonies ; car les malades ne pourroient la supporter.

DU CATAPLASME.

Le cataplasme est un épithème mou, pultiforme, et qu'on applique de différentes manières. On le prépare avec des plantes, des fleurs, de la farine, par exemple celle de graine de lin, et aussi avec de la mie de pain. On fait bouillir ces substances dans de l'eau simple, dans du lait, dans une lessive, dans de l'oxicrat. Le cataplasme sert le plus ordinairement comme émollient, pour opérer une résolution bénigne dans une partie enflammée, et

aussi comme maturatif, lorsque l'inflamma
est trop considérable et qu'il y a un commencement de suppuration. On l'emploie encore comme
discussif, en le composant de légers irritans, lorsqu'une inflammation étant abattue, le relâchement
des vaisseaux continue d'avoir lieu; par exemple,
si dans une inflammation des yeux la douleur, la
tension, le prurit ont cessé, et qu'il reste encore
de la rougeur, le cataplasme discussif est alors indiqué.

Son usage est fréquent dans la pleurésie et dans
la péripneumonie, et il convient mieux que le sinapisme ou le vésicatoire. Il est très-indiqué dans
l'hépatitis, pour lequel d'autres ont vanté des fric-
tions mercurielles, mais très-mal à propos; car si
un pareil moyen réussit, c'est qu'il n'y avoit point
d'hépatitis, mais un engorgement chronique du
foie, sans fièvre, et le malade n'étant point alité.

Les précautions à prendre sont les suivantes:
1° le cataplasme ne sera point trop chaud, car la
chaleur augmente la fièvre; 2° il ne sera point sec,
ou presque sec, mais humide et comme exhalant
une vapeur qui fonde la partie malade; 3° il doit
rester continuellement appliqué, en sorte qu'on
remplacera aussitôt par un autre celui qu'on ôtera.
Un cataplasme peut durer une heure et même deux,
s'il a l'épaisseur du doigt; 4° les espèces qu'on y
fait entrer doivent être réduites en poudre.

L'épispastique est une sorte de cataplasme composé de substances stimulantes et attirantes. On l'appelle *sinapisme*, quand il est fait avec la farine de moutarde, qui excite l'inflammation.

On emploie les épispastiques, 1° comme excitans, quand les forces vitales sont languissantes; 2° comme dérivatifs et attirans, et leur effet est alors très-borné, quoiqu'on en abuse beaucoup dans toutes les maladies fébriles, dans la céphalalgie, etc.

Le lieu où on les applique est ordinairement la plante des pieds : mais il vaudroit mieux choisir la partie interne de la jambe ou de la cuisse.

Les ingrédiens sont le levain de pâte, le sel commun, la farine de sinapi : on en compose une pâte avec du vinaigre, et on applique cette pâte sur la partie nue. On peut aussi l'envelopper d'abord dans un linge fin : mais la première manière est préférable, parce qu'elle opère plus promptement. Au reste, elle se sèche en peu de temps, et on a de la peine à l'enlever : il faut dans ce cas la ramollir avec du lait tiède.

Le frontal est un épithème, qui se place à froid sur le front : il est composé de substances rafraî-chissantes. On l'emploie fréquemment contre la céphalalgie occasionnée par la fièvre bilieuse ar-dente. On forme une espèce de gâteau avec les roses et le vinaigre. On peut en composer sur le champ avec la mie de pain et du vinaigre, et mieux encore avec de l'eau froide et du nitre ou du sel ammoniac.

Le collyre est un remède usité dans certai
maladies des yeux, et que l'on applique sous différentes formes; 1° sous forme de liquide et goutte
à goutte; telles sont les eaux dites ophthalmiques.
Il faut remarquer à l'égard de ces eaux, d'abord
qu'elles sont nuisibles pour la plupart, parce qu'elles
sont âcres et corrosives : ensuite qu'il n'y faut faire
entrer aucune poudre, à moins qu'elle ne soit parfaitement soluble, parce qu'autrement elle in-
commoderoit mécaniquement : si cependant on
vouloit que ces eaux picotassent l'œil, on auroit
soin que la poudre fût très-fine. On place le malade
sur le dos.

2° Sous forme de liquide et en lotion; par
exemple, lorsqu'après qu'une inflammation est
dissipée il reste de la rougeur occasionnée par le
relâchement des vaisseaux, on se sert d'une solution de litharge.

3° Sous forme de bain, lequel peut varier
beaucoup.

4° Sous forme d'onction, quand on veut enlever
des taches de l'œil, par exemple avec un onguent
dans lequel il entre du précipité rouge.

5° Sous forme de cataplasme, ou émollient ou
discussif.

6° Sous forme de poudre dite ophthalmique, que
l'on souffle dans l'œil, et qui par conséquent doit
être très-fine.

§. I I I.

Choix et division des médicamens.

Les remèdes peuvent se diviser en six classes générales.

La première contiendra les *anti-phlogistiques*, qui se subdiviseront en anti-phlogistiques émolliens, et anti-phlogistiques fondans. Les premiers se donnent tièdes, les seconds froids. Par exemple, la mauve appartient à la première partie de la subdivision, et la scorsonère à la seconde.

La seconde comprendra les *fondans*. Ceux-ci se subdivisent,

1º En résolutifs simplement dits;

2º En altérans;

3º En mercuriaux;

4º En spécifiques, comme la ciguë et l'aconit.

La troisième sera formée des *anti-septiques*, savoir,

1º Les acides végétaux;

2º Les acides minéraux reconnus comme plus anti-septiques;

3º Les toniques;

4º Les astringens;

5º Les stimulans;

6º Les médicamens anti-septiques composés des précédens.

I.

D

La quatrième renfermera les *évacuans:*

   1° Les vomitifs plus ou moins énergiques;

   2° Les purgatifs, qui se subdivisent en purgatifs anti-phlogistiques, en purgatifs proprement dits, et en drastiques;

   3° Les sudorifiques;

   4° Les diurétiques, soit émolliens, soit âcres;

   5° Les sialagogues.

N. B. Nous parlerons séparément des remèdes emménagogues, abortifs, expectorans.

La cinquième classe fournira les nervins, qui sont ou *fortifians* ou *calmans.*

A la sixième se rapporteront les spécifiques, par exemple, les *anti-septiques*, les *anthelmintiques*, etc.

§. I V.

Modèles de formules.

Voici quelques modèles de formules dont on pourra faire usage dans les cas indiqués, ou du moins d'après lesquels on pourra composer d'autres formules. Nous les présentons sans ordre, laissant à chacun le soin de les arranger comme il le jugera convenable.

FORMULES.

Boisson anti-phlogistique.

℞ *Orge mondé deux onces : faites-le bouillir
dans suffisante quantité d'eau , jusqu'à ce
qu'il soit crevé ; passez la liqueur qui fera
deux livres, et ajoutez-y*

Nitre purifié . . . . un gros et demi.

*Sirop de citron acide, ou
           de vinaigre, ou
                   de groseilles* . . . deux onces.

Le malade en boira une tasse toutes les deux
heures.

N. B. On ne doit jamais omettre la signature,
ni la date de la prescription : la raison en est évi-
dente. En outre il faut écrire lisiblement, et employer le moins possible les signes et les abré-
viations.

Boisson anti-bilieuse-eccoprotique.

℞ *Orge mondé.* . . . . } ãã deux
Pulpe de tamarins. . . . . } onces.

Faites bouillir dans suffisante quantité d'eau jusqu'à ce que l'orge soit crevé : passez la liqueur qui
fera deux livres, et ajoutez-y

> *Sel de Glauber*. . . . . demi-once.
> *Sirop de groseilles* . . . . deux onces.

Le malade en boira une tasse toutes les deux heures.

Boisson analeptique à prendre dans la prostration de forces.

> ℞ *Eau d'orge* . . . . une livre et demie.
> *Vin du Rhin ou d'Autriche* . . six onces.
> *Sucre* . . . . quantité suffisante
> pour que la boisson ait un goût acide et doux.

Donnez-en quatre onces toutes les deux heures.

N. B. Excepté pour la boisson ordinaire, la quantité des autres boissons et le temps où il convient de les prendre ne doivent jamais être abandonnés à la volonté des malades; mais il faut les exprimer dans la formule.

Mixture anti – phlogistique.

> ℞ *Eau commune* . . . . cinq onces.
> *Nitre purifié* . . . . un gros et demi.
> *Sirop de citron acide* . . . . . . une once.

Une tasse toutes les deux heures, en buvant par-dessus deux coups de la boisson ordinaire.

N. B. On blâmera peut-être la modicité de la

dose du nitre, d'après l'idée que quelques-uns ont de sa vertu rafraîchissante : mais ceux-ci sont dans l'erreur ; le nitre est un sel, et il stimule, moins à la vérité que les autres sels. Le sel le plus doux après lui c'est la terre foliée de tartre.

Emulsion.

℞ *Amandes douces pelées* . . . . . . une once.

Faites, selon l'art, avec suffisante quantité d'eau, une livre et demie d'émulsion, à laquelle vous ajouterez

    Nitre purifié . . . . un gros.
    Sirop de guimauve . . une once et demie.

Si on veut une émulsion camphrée, on ajoute, après le nitre, six, dix, quinze grains de camphre.

Emulsion extemporanée.

℞ *Gomme arabique en poudre* . . une once.

Faites fondre dans une livre et demie d'eau ; ajoutez ensuite

    Huile d'olive. . . . . } ää une once
    Sirop diacode. . . . . } et demie.

L'émulsion se fera en agitant.

Boisson apéritive dans l'engorgement du foie.

℞ Cerises nouvelles . . . ; . . . . . deux livres,

Faites bouillir pendant un demi quart d'heure dans suffisante qnantité de petit lait : passez, et ajoutéz

    Tartre tartarisé . . . . six gros.
    Sirop de groseilles . . . . trois onces.

Un verre toutes les deux heures.

N. B. On peut employer des groseilles au lieu de cerises.

Boisson anti – septique dans la fièvre putride.

℞ *Décoction d'orge* . . . une livre et demie.
Esprit de vitriol . . . . six gros.
Sirop de violettes . . . . trois onces.

Deux onces toutes les deux heures.

N. B. Il me semble qu'on devroit conseiller aux jeunes médecins de ne donner d'abord l'esprit de vitriol qu'à une moindre dose, et d'arriver progressivement à une dose considérable, par exemple, six gros ou une once.

Boisson apéritive dans une fièvre quarte-rebelle.

℞ *Racines de chiendent. . . .* } ā̄ā une demi-
       dent de lion. . . }   livre.

Après les avoir coupées menu et écrasées, faites-
les bouillir pendant une heure dans une suffisante
quantité d'eau ; passez, en exprimant fortement ,
la liqueur qui devra être d'une livre, et ajoutez

    Tartre soluble . . . . . , . . . trois gros.
    Sirop des cinq racines apéritives , deux onces.

Une tasse toutes les deux heures.

Electuaire contre la fièvre quarte.

℞ *Extrait de chiendent . . . . .* trois onces.
  Terre foliée de tartre . . . . . trois gros.
  Sirop de fumeterre , quantité suffisante pour
faire un électuaire de consistance molle.

Pilules puissamment résolutives dans la même maladie.

℞ *Extrait de fleurs d'arnica* une demi-once.
  Soufre doré d'antimoine de la
    seconde précipitation . . . . deux gros.
  Elixir stomachique tempérant , suffisante

quantité pour former des pilules de tr
grains.

Deux pilules deux fois par jours.

N. B. On ne commence jamais par une dose
entière l'usage des remèdes altérans.

Autres pilules dans le même cas.

℞ *Extrait amer* . . . . **six gros.**
   Kermès minéral . . . . . . **un demi-gros.**
   Sirop de fumeterre, suffisante quantité pour
     faire des pilules de trois grains.

Quatre pilules chaque fois.

Pilules toniques dans les pâles couleurs.

℞ *Limaille de fer non rouillée.* . . . ⎫
  Extrait de petite centaurée. . . . ⎬ âa deux
  Gomme ammoniaque. . . . . . . ⎭ gros.
  Sirop de fumeterre, suffisante quantité pour
    former des pilules.

Autres.

℞ *Extrait de scille* . . . . **un gros.**
  Gomme ammoniaque . . . . . . **trois gros.**
  Oximel scillitique, suffisante quantité pour
  former des pilules.

Pilules dans la vérole, les écrouelles, etc.

R̶ *Résine de gayac* . . . . demi-once.
Extrait d'aconit . . . . un gros.
Mercure doux . . . . un demi-gros.
Essence des bois, suffisante quantité pour
former des pilules.

Le malade en prendra d'abord trois, ensuite quatre, enfin cinq.

Autres.

R̶ *Extrait de ciguë* . . . . demi-once.
d'aconit . . . . un gros.
Mercure sublimé corrosif . . quinze grains.
Sirop de cannelle, suffisante quantité pour
former des pilules. Il y en aura trois cents.

La dose est de quatre pilules par jour.

Autres.

R̶ *Mie de pain blanc* . . . . dix gros.
Oléo-saccharum de menthe. . deux gros.
Mercure sublimé corrosif dissous
dans de l'eau de menthe . . . un gros.

Mêlez exactement dans un mortier de verre, et faites six cents pilules.

Dans le même cas.

℞ *Teinture de gayac préparée*
avec le tafia . . . . demi-livre.
Mercure sublimé corrosif . . . trois grains.

On en donne une cuillerée matin et soir, faisant boire par-dessus une tasse d'eau d'orge.

N. B. Le mercure sublimé corrosif est contre-indiqué par la foiblesse et par la disposition à inflammation de la poitrine, par le crachement de sang, la pléthore, la première jeunesse et l'enfance à qui la panacée mercurielle, ou le mercure gommeux de Plenk convient davantage; et même si l'enfant jette encore, c'est à la nourrice qu'il faut faire prendre du mercure. Le sublimé corrosif ne doit donc pas s'employer indifféremment : on doit avoir égard au degré de la maladie, à la partie affectée, et à la constitution de l'individu.

Solution aqueuse mercurielle.

℞ *Eau de cerises noires* . . . . . . six onces.
Sirop de kermès . , ... une once.
Mercure sublimé corrosif . . . trois grains.

On en prend une cuillerée le matin et le soir, en buvant par-dessus du lait, ou une décoction d'orge, ou du chocolat léger.

N. B. Cette solution convient à ceux qui ne

peuvent supporter le tafia. On ajoute du sirop de kermès ou de menthe pour prévenir la douleur d'estomac.

Pilules de Plenk.

℞ *Mercure bien purifié* . . . . un gros.
　　Gomme arabique en poudre . . deux gros.
Triturez bien le tout dans un mortier de verre, en y versant
　　Sirop de violettes . . . . . . une cuillerée.
Tout étant mêlé très-exactement, ajoutez
　　Extrait de ciguë . . . . un gros.
Mêlez, et faites des pilules de deux grains, que vous couvrirez de poudre de réglisse.

On en prend une le matin et autant le soir.

Vomitif.

℞ *Racine d'ipécacuanha*
　　en poudre . . . . . . vingt-quatre grains.
　　Crème de tartre . . . . idem.
Mêlez. Cette poudre est pour une dose.

N. B. On ne doit pas boire beaucoup par-dessus, mais seulement autant qu'il est nécessaire pour faciliter la déglutition. Mais, après chaque vomissement, on prendra une tasse d'une boisson théiforme, par exemple, d'une infusion de fleurs de sureau, ou d'acacia, ou de tilleul. Trop de liquide énerve→

roît l'action de la poudre. Le malade aura à sa portée l'infusion prescrite.

Infusion émétique.

R̥ *Racine d'ipécacuanha en poudre.* } ãã un
Crème de tartre . . . . } gros.

Faites infuser dans suffisante quantité d'eau, et dans un vaisseau bien fermé, pendant une heure. Passez, et ajoutez aux quatre onces d'infusion

Oximel scillitique . . . . demi-once.
Pour une dose.

Infusion vineuse émétique.

R̥ *Racine d'ipécacuanha en poudre* deux gros.

Faites infuser à chaud pendant la nuit dans suffisante quantité de vin blanc.

Les quatre onces de la liqueur décantée formeront la dose.

N. B. On peut édulcorer cette infusion avec du sucre, mais jamais avec un oléo-saccharum qui empêcheroit le vomissement.

Autre.

R̥ *Tartre stibié* . . . . quatre grains.
Eau distillée simple . . . . une demi-livre.
Divisez en quatre parts que vous donnerez de quart d'heure en quart d'heure.

Pour un sujet robuste.

℞ *Racine d'ipécacuanha*
     en poudre . . . . . vingt-quatre grains.
     Tartre stibié . . . . un grain.
Mêlez : faites-en une poudre pour une dose.

Pour un enfant d'un an.

℞ *Tartre stibié* . . . . demi-grain.
     Eau distillée simple . . . . . quatre onces.
     Sirop de groseilles. . . . . demi-once.

On lui fera prendre ce remède par quarts, jusqu'à
ce qu'il vomisse.

Poudre altérante , résolutive , emména-gogue , sudorifique , révulsive.

℞ *Racine d'ipécacuanha en*
     poudre . . . . deux grains.
     Sucre blanc . . . . deux gros.

Triturez et mêlez exactement ensemble : alors
divisez en huit doses.

Le malade en prendra une toutes les trois heures.

Poudre altérante et sudorifique.

℞ *Racine d'ipécacuanha en*
     poudre , ... deux grains,

Opium pur .... un grain.
Yeux d'écrevisses. ... } ãã vingt-quatre
Sucre blanc. .... }   grains.

Mêlez, et partagez en six doses.

On en donnera une toutes les deux ou trois heures.

N. B. On fait entrer dans la poudre du sucre et des yeux d'écrevisses, afin que l'opium qui est une substance onctueuse s'unisse mieux.

Purgatifs doux, appelés *eccoprotiques*, *minoratifs* par les anciens.

℞ *Sel amer* .... une once *ou* dix gros.

Faites fondre dans une livre et demie d'eau commune.

Le malade en boira une tasse, à froid, toutes les demi-heures.

N. B. Ces potions salines doivent être prises froides, parce qu'autrement elles exciteroient des envies de dormir. Quelques-uns conseillent de les édulcorer avec un sirop : mais elles en deviennent encore plus nauséabondes.

Autre.

℞ *Sel de Glauber* .... six gros.

Faites dissoudre dans une demi-livre d'eau commune.

Autre pour une constipation opiniâtre.

℞ *Sel amer* . . . . une once et demie.
Faites dissoudre dans une livre de bouillon à la viande.

Le malade en prendra une tasse d'heure en heure.

Purgatif anti-phlogistique.

℞ *Pulpe de casse.* . . . . } āā une once
        tamarins. . . . . . }   et demie.
   Crème de tartre . . . . trois gros.

Faites fondre dans suffisante quantité d'eau, passez, et ajoutez aux dix onces de liqueur

     Sirop de roses pâles

         composé . . . . . une once et demie.

Le malade en prendra une tasse toutes les heures.

Autre anti-phlogistique anti-bilieux.

℞ *Pulpe de tamarins.* . . . }
   Racine de chiendent. . . } āā deux onces.

   Crème de tartre . . . . trois gros.

Faites bouillir pendant un quart d'heure dans suffisante quantité d'eau, passez, et ajoutez à la livre de liqueur

     Sirop de manne . . . . une once et demie.

Le malade en prendra une tasse toutes les heures.

Autre pour ceux qui sont presque jours resserrés, et auxquels, en mêm temps, les remèdes échauffans sont con traires.

R *Pulpe de tamarins.* . . deux onces et demie.
Feuilles de séné en poudre. un gros et demi.
Crème de tartre . . . . trois gros.
Sirop de groseilles . . . . une once.

Mêlez, et formez un électuaire.

Le malade en prendra toutes les deux heures une grande cuillerée.

N. B. On pourroit prescrire à ces mêmes individus l'électuaire lénitif seul. Il est principalement utile à ceux qui sont affligés d'hémorrhoïdes, de même qu'à ceux qui, par un long usage des pilules aloétiques, ont contracté l'habitude de n'aller à la selle qu'avec le secours de ces pilules. On guérit ces derniers 1° par une diète rafraîchissante ; 2° en cessant l'usage des pilules ; 3° en prescrivant pendant long-temps les tamarins, la casse et la manne.

Autre.

R *Manne de Calabre* . . . . . . trois onces.
Crème de tartre . . . . trois gros.

Faites fondre dans suffisante quantité d'eau chaude, passez, et ajoutez aux dix onces de liqueur

Sirop de citron. . . . . une once et demie.

Dose. Une tasse toutes les deux heures.

N. B. La manne seule est nauséabonde, et en outre elle purge rarement. C'est par cette raison qu'on lui joint des sels et des sirops agréables. Nous observerons encore que pour l'enfance et l'age qui la suit on la fait fondre dans du lait ou dans du bouillon, mais que pour les adultes elle ne suffit jamais toute seule.

La rhubarbe.

On fait mâcher de la rhubarbe et pour fortifier l'estomac, et pour, en même-temps, lâcher doucement le ventre. Si on la prescrit en poudre pour purger, ce doit être à la dose d'un gros : mais dans le premier cas quinze ou vingt grains suffisent. On la donne donc de cette manière dans les pâles couleurs et dans les cas de fleurs blanches. Ainsi :

℞ *Rhubarbe en poudre.* . . . . . } *Myrobolans.* . . . . } āā un gros.

    Fleurs de sel ammoniac martial un gros.

    Sirop de chicorée composé, suffisante quantité pour réduire en pilules de trois grains chacune.

On en prendra quatre toutes les deux heures.

Ou bien.

℞ *Extrait de rhubarbe.* . . . . } *Rhubarbe en poudre.* . . . . } āā un gros.

Fleurs de sel ammoniac martial . . un gros.
Sirop de chicorée composé, suffisante quantité pour réduire en pilules de trois grains.

On en prend trois deux fois par jour.

Ou bien.

℞ *Teinture de rhubarbe à l'eau simple,*
ou { *de menthe,*
     de camomille,
     de fenouil.
. . . . quatre onçes.

On en prend toutes les deux heures une grande
cuillerée.

Ou bien.

℞ *Teinture aqueuse de rhubarbe*
préparée avec le double de
rhubarbe. . . . . quatre onces.

Ou bien on ajoute un peu de magnésie du nitre,
ce qui convient sur-tout à ceux qui ont l'estomac
foible et en même-temps chargé d'acides.

Purgatif aloétique.

℞ *Aloès succotrin* . . . . vingt-quatre grains.
Elixir de propriété doux, suffisante quantité pour former huit pilules qu'on prendra
en une seule dose.

Ou bien.

℞ *Aloès succotrin* . . . . vingt grains.
Sucre blanc . . . . . quarante-huit grains.
Triturez et mêlez ensemble pour une dose.

N. B. L'usage de l'aloès ne doit pas être continué long-temps, sur-tout pour les personnes sédentaires, parce qu'il provoque les hémorrhoïdes et le flux menstruel. S'il convient jamais, c'est aux individus empâtés et aux leucophlegmatiques.

Autre purgatif.

℞ *Jalap en poudre.* . . . . } ââ un
Crème de tartre. . . . . } demi-gros.
Mêlez et triturez ensemble.
Pour une dose.

Autre.

℞ *Résine de jalap.* . . . . dix grains.
Faites dissoudre dans deux gros d'esprit d'anis.
Pour une dose.
N. B. On prescrit la résine de scammonée comme celle de jalap.

Autre.

℞ *Résine de jalap.* . . . . dix, quinze grains.

Faites dissoudre (en triturant) dans deux onces d'émulsion d'amandes, et ajoutez ce qu'il faudra de sucre pour rendre agréable au goût.

Pour une dose.

Autre.

℞ *Résine de jalap dissoute avec des pignons.* . . . . dix, quinze grains.
Sucre blanc. . . . . . quarante-huit grains.
Mêlez en triturant exactement.

Pour une dose.

Anti-septiques.

℞ *Décoction d'orge.* . . . . une livre.
Esprit acide de sel. . . . . deux gros.
Sirop de kermès. . . . . deux onces.
Une petite tasse toutes les heures.

Autre.

Sirop de citron. . . . . deux onces.
Esprit de vitriol. . . . . deux gros.
Mêlez.

Autre.

℞ *Quinquina en poudre.* . . une once et demie.
Faites bouillir dans quantité suffisante d'eau pendant un quart d'heure et même beaucoup da-

vantage. Passez, et ajoutez à quatorze onces de liqueur

Sirop de kermès. . . . une once et demie.

Une tasse toutes les deux heures.

N. B. On pourroit y ajouter deux gros d'esprit de vitriol ou d'esprit acide de sel.

Autre.

℞ *Quinquina alkoolisé en poudre..* une once.

Faites infuser à froid, pendant un quart d'heure, en triturant continuellement dans un mortier de marbre. Versez de nouvelle eau, et laissez encore infuser à froid pendant vingt-quatre heures. Décantez la liqueur, qui sera de quatorze onces, et ajoutez

Sirop de kermès. . . . . deux onces.

Une tasse toutes les deux heures.

N. B. Cette infusion de quinquina à froid convient souvent dans les cas où trop d'irritabilité en feroit rejeter la décoction par le vomissement ou par les selles. On ne peut douter de son efficacité, puisqu'elle est plus amère que la décoction.

Autre.

℞ *Racine d'arnica en poudre* . . . . vingt-quatre, trente-six, quarante-huit grains.

Faites douze prises pareilles.

N. B., La racine d'arnica est bien certainement anti-septique. Un malade de notre hôpital (de la Sainte-Trinité à Vienne), qui étoit devenu hectique par une suppuration excessive, et qui avoit pris inutilement le quiquina, fut parfaitement rétabli avec cette racine à la dose d'une once et demie par jour.

Elle convient, 1° contre la vraie prostration des forces vitales dans la fièvre putride; 2° contre la diarrhée de cette même fièvre, et d'autant mieux qu'elle ne l'arrête pas tout à coup, mais que d'abord elle la modère, et qu'elle la supprime ensuite par degrés; 3° contre la consomption par excès de suppuration; 4° contre les dyssenteries putrides.

Autre.

R⌈ *Racine d'arnica.* . . . . une once.

Faites infuser dans suffisante quantité d'eau pendant une demi-heure, sur la fin de laquelle vous ferez bouillir un peu : passez et ajoutez à quatorze onces de liqueur

   Sirop de contrajerva. . . . . . . deux onces.
Une tasse toutes les deux heures.

Autre.

R⌈ *Fleurs d'arnica.* . . . . un gros.

Faites bouillir pendant un quart d'heure dans

uffisante quantité d'eau : passez et ajoutez aux
uatorze onces de liqueur

Sirop d'écorce d'oranges une once et demie.

On commence par une tasse.

N. B. Les fleurs d'arnica, soit en infusion soit
n décoction, excitent la cardialgie et le vomisse-
ent, de même que leur extrait, si on les donne
 trop haute dose. Ainsi, quand on les emploie
omme résolutives dans la fièvre quarte et dans la
aralysie, on doit commencer par une petite dose,
 ne donner toutes les deux heures qu'une demi-
sse. Les doses seront plus fortes dans les cas où il
 aura assoupissement, et on commencera par une
emi-once pour aller jusqu'à une once et même
ne once et demie. Si les malades commencent à
prouver de la cardialgie, on diminuera les doses
uccessivement.

Sucs.

℞ *Oseille.* . . . . } āā quantité suffisante.
Becabunga. . . }

Exprimez-en. . . . . quatre onces.

Après que le suc se sera clarifié par dépôt,
ajoutez

Sirop d'oseille sauvage une once et demie.

N. B. Quelquefois on ajoute un sel neutre.

On prescrit de la même manière les sucs de cer-

feuil, d'endive, de pourpier, de chicorée et de
dent de lion. Exemple :

> ℞ *Racine de dent de lion avec le reste de la*
> *plante.*

Il faut observer qu'on ne doit jamais prescrire
les sucs aux malades dont l'estomac est foible. On
leur substituera les conserves.

Bière médicamenteuse.

> ℞ *Raifort sauvage ratissé.* . . . . . ⎞
> *Cresson de fontaine.* , , ... ⎬ ââ deux
> *Chou rouge coupé menu.* . . . ⎠ onces.
> *Semences de carotte légèrement*
> *contuses* . . . . , ... trois gros.

Renfermez-les dans un nouet, et mettez-les avec
le reste infuser à froid pendant la nuit dans deux
livres de bière ordinaire.

Autre.

> *Sommités de petite centaurée.* . . ⎞ ââ une
> *d'absinthe.* . . . . , . . ⎠ poignée.
> *Écorces d'oranges.* . . . . . , . . trois gros.

Renfermez dans un nouet, et faites infuser à
froid pendant une nuit dans trois livres de bière
ou de vin.

Vin médicinal.

℞ *Quiquina en poudre.* . . . . . . deux onces.
Cassia lignea. . . . . ⎱ ää demi-
Ecorce de Winter. . . . . ⎰ once.

Mêlez, et faites infuser à froid pendant plusieurs jours dans quatre livres de bon vin d'Autriche ou de Bourgogne.

On en prend trois onces trois fois le jour, en le décantant à chaque fois.

C'est un excellent remède après les fièvres opiniâtres qui ont été traitées par le quinquina.

Autre.

℞ *Scille nouvelle coupée par rouelles.*

. . . . trois gros.
Ecorce de Winter en poudre. . deux gros.
Sel de tartre. . . . . . . une once et demie.

Faites infuser à froid pendant vingt-quatre heures dans deux livres de vin du Rhin.

On l'emploie comme le précédent.

Ce remède est un excellent diurétique dans l'hydropisie, et un stimulant d'un usage très-commode.

Autre dans la chlorose, etc.

℞ *Limaille de fer non rouillée* . . demi-once.

Quinquina en poudre une once et demie.
Cannelle en poudre. . . . . deux gros.
Faites infuser de même dans deux livres de vin
du Rhin.

Espèces.

Comme prophylactique dans les affections pi-
tuiteuses des poumons déjà guéries, on est dans
l'usage de prescrire au lieu de thé les espèces suivantes :

℞ *Véronique*. . . . .
Sauge. . . . .
Hyssope. . . . .   } āā une poignée.
Mille feuilles. . . . . . .

Coupez menu et employez comme du thé.

Boisson anti-phlogistique de Tissot.

℞ *Orge mondé*. . . . . deux onces.
Crème de tartre. . . . . trois gros.
Faites bouillir pendant un quart d'heure dans
suffisante quantité d'eau. Passez la liqueur, qui
devra être de six livres.

Cette boisson, si facile à préparer par-tout, est
excellente prise tiède dans les maladies aiguës, et
à froid dans les maladies bilieuses et saburrales.

Décoction blanche de Sydenham.

℞ *Mie de pain*. . . . . deux onces.

Rapure de corne de cerf. . . . deux gros.

Faites bouillir pendant un quart d'heure dans suffisante quantité d'eau. Ajoutez vers la fin

Ecorce de cannelle en poudre

. . . . vingt-quatre grains.

Laissez infuser un peu de temps, et passez les deux livres de liqueur.

Décoction anti-dyssenterique de Degner.

℞ *Ecorce de simarouba.* . . . . . demi-once.

Faites bouillir dans une livre et demie d'eau jusqu'à réduction à une livre.

On en prendra un tiers toutes les trois heures.

Boisson ordinaire dans la maladie syphilitique.

℞ *Bois de Gayac rapé.* . . .
Racine de salsepareille. } ââ une once.
Squine. . . . .

Réglisse ratissée. . . . . demi-once.
Semences de fenouil en poudre. . un gros.

Mêlez, et faites-en bouillir une poignée dans deux livres d'eau pendant une demi-heure.

N. B. On doit employer en même-temps le mercure à l'intérieur.

Remède camphré dans les fièvres exan-
thématiques.

℞ *Camphre arrosé d'un peu d'esprit*
  de vin. . . . . un grain.
Sucre blanc. . . . . vingt-quatre grains.

Mêlez en triturant, et préparez ainsi huit doses pareilles.

On en prendra une toutes les deux heures.

N. B. On se sert aussi des yeux d'écrevisses et du sucre pour réduire le camphre en poudre : mais il s'y met plus facilement, étant d'abord arrosé d'un peu d'esprit de vin.

Autre.

℞ *Camphre trituré avec du muci-*
  lage de gomme arabique. . . . . dix grains.
Sirop de contrajerva. . une once et demie.
Eau de cerises noires. . . . . . cinq onces.
Mêlez pour l'usage.

Gommes férulacées.

On les emploie ordinairement en pilules, ou dans les mixtures, après les avoir triturées avec le jaune d'œuf, ou dissoutes dans l'oximel scillitique. Exemple :

℞ *Gomme ammoniaque.*
Myrrhe. . . . . } ãã un gros et demi.
Assa fœtida. . . . . . .
Essence de myrrhe, suffisante quantité pour faire des pilules de trois grains.

Expectorant.

℞ *Gomme ammoniaque triturée avec le jaune*
   d'œuf. . . . . un gros et demi.
Eau de pouliot. . . . . cinq onces.
Sirop d'hyssope. . . . . une once.

Mêlez, et donnez-en une cuillerée toutes les deux heures.

Gomme-lacque.

Les scorbutiques et les vénériens, particulièrement ceux d'entre ces derniers qui ont pris pendant long-temps du mercure, ont l'haleine fétide et les gencives gorgées et ulcérées. On leur fait prendre des pastilles pour corriger la fétidité de la bouche, et un remède préparé avec la gomme-lacque pour raffermir les gencives. Exemple :

℞ *Teinture de gomme-*
   lacque alumineuse. . . . } ãã une once
Sirop de myrthe. . . . . . . et demie.

Mêlez et administrez.

Extrait de myrrhe aqueux.

On le prescrit souvent dans les maladies du poumon, et particulièrement dans la phthisie.

℞ *Extrait de myrrhe aqueux* . . . . un gros.
Sucre candi. . . . . une once.

Mêlez et faites une poudre, dont on prendra une cuillerée toutes les deux heures.

Il faut observer que ce remède ne convient point dans la vraie phthisie purulente, mais seulement dans la fausse ou engorgement pituiteux des poumons.

Autre pour des cas de chirurgie.

℞ *Poudre de myrrhe.* . . . . . . } āā une once.
Mastic. . . . . }

Mêlez. On s'en sert pour mettre sur des os cariés.

Autre pour déterger des ulcères.

℞ *Essence de myrrhe.* } āā une once et demie.
Miel rosat. . . . . . . }
Infusion de sommités d'absinthe. une livre.
Mêlez pour l'usage.

Epispastiques.

On ne doit employer les épispastiques que pour

exciter, et lorsqu'on emploie en même-temps le reste de la méthode excitante anti-septique. Ils ne conviennent donc point dans les cas où les forces vitales surabondent.

L'endroit le meilleur pour les appliquer c'est la jambe, ou la partie interne de la cuisse; et on doit les renouveler toutes les six ou huit heures.

℞ *Levain de pain.* . . . . demi-livre.
Farine de semences de mou-
tarde. . . . . } ͞aa une once
Sel marin. . . . . } et demie.

Vinaigre très-fort, suffisante quantité pour réduire en consistance convenable.

Il faut éviter les épispastiques pour les sujets lâches, attaqués de scorbut, surchargés d'embonpoint : parce qu'ils excitent chez eux des ulcères incurables ou très-difficiles à guérir.

Fumigations.

On prescrit pour les fumigations une ou deux onces d'une substance en poudre grossière. Elles sont d'usage dans les gonflemens des extrémités sans chaleur et avec relâchement, venant à la suite de maladies aiguës, ou d'hydropisies guéries, qui cependant laissent après elles une enflure des pieds par atonie. La meilleure manière d'appliquer les fumigations consiste à couvrir d'une flanelle les pieds, de sorte qu'ils reçoivent la fumée; ensuite à les bien frotter avec cette flanelle, et enfin faire tenir le malade au lit pendant une ou deux heures.

On emploie encore les fumigations pour purifier l'air. Mais le plus grand nombre ne le corrigent point : elles ne font seulement que tromper notre odorat. Pour purifier véritablement l'air, il faut l'agiter, le renouveler : ce que l'on obtient 1° par une flamme vive ; 2° en ouvrant les fenêtres et les portes ; 3° avec le secours d'un ventilateur ; 4° en faisant que l'air extérieur soit pur.

Le meilleur moyen seroit de remplir la chambre d'air déphlogistiqué. Il est donc avantageux d'y faire détonner du nitre.

Exemple de fumigatoire.

℞ *Fleurs de Benjoin.* . ⎫
   Nitre purifié. . . . . ⎬ âā un gros et demi.
   Sel ammoniac. . . . ⎭
   Baies de genièvre en poudre. . une once.
Mêlez pour l'usage.

Autre.

℞ *Bois de Rhode en poudre* une once et demie.
   Nitre purifié. . . . . demi-once.
   Mastic. . . . . ⎫
   Oliban. . . . . ⎬ âā deux gros.
Mêlez pour faire un fumigatoire.

Potion de Rivière.

℞ *Eau commune.* . . . . cinq onces.
Esprit de vitriol. . . . . deux gros.

Tenez cette liqueur toute prête dans une phiole.
Mettez dans une autre

Eau commune. . . . . cinq onces.
Sel de tartre . . . . deux gros.

On donne de l'une et de l'autre, ou l'une tout de
suite après l'autre, ou dans le moment de l'effervescence ; une once toutes les deux heures, aux
malades qui ont un vomissement hystérique ou
même bilieux, mais sans effet par la trop grande
ténacité des matières ; cette potion ayant la propriété de les dissoudre et ensuite d'exciter les évacuations par les selles.

On pourroit la remplacer par des yeux d'écrevisses que l'on combineroit avec du jus de citron,
ou du vinaigre, ou de l'eau de Selz, et que l'on
feroit prendre au moment de l'effervescence.

Dans la leucophlegmatie.

℞ *Thériaque diatessaron.* . . . . . . demi-gros.
Fleurs de sel ammoniac martial dix grains.
Conserve d'absinthe , quantité suffisante
pour former un bol.

Faites-en six semblables. Le malade en prendra
trois par jour.

I. F.

Nous observerons que dans la cure de la leucophlegmatie, de la chlorose et de la suppression des règles qui en résulte, il faut s'abstenir dans le commencement des stimulans trop actifs, parce qu'ils exciteroient une fièvre extrêmement dangereuse. On donnera donc d'abord les sels neutres auxquels on joindra la rhubarbe; ensuite on passera à l'usage de la thériaque diatessaron ou à des pilules composées d'extraits amers; enfin on pourra employer les aloétiques, la myrrhe, les martiaux. Il convient d'éviter également les emménagogues : mais recherchons plutôt les causes et la maladie qui empêchent les règles d'avoir lieu; guérissons cette maladie, et le flux périodique reparoîtra.

Il en est de même des lochies.

La classe des médicamens destinés à expulser le fœtus de la matrice doit être entièrement bannie de la médecine.

Baumes.

Leur usage est fréquent et bon en lui-même : mais leur abus dans la phthisie et dans la gonorrhée est encore plus fréquent et plus préjudiciable. En effet, les cadavres de ceux qui meurent d'une vraie phthisie nous font voir non seulement des ulcères (susceptibles peut-être d'être consolidés avec des baumes), mais les bords de ces mêmes ulcères enflammés dans différens points, et un état par conséquent en quelque sorte péripneumonique, que les baumes comme stimulans doivent augmenter.

Il en est de même de l'usage des baumes dans la gonorrhée, qui est une véritable inflammation de l'urèthre irrité par le virus vénérien. La méthode de traiter cette maladie par une diète légère et ra-fraîchissante, par des médicamens émolliens et qui lâchent doucement le ventre (par exemple l'élec-tuaire lénitif), est bien plus heureuse et bien plus confirmée par l'expérience.

Voici les différentes manières d'administrer les baumes ;

1° Avec des robs et des sirops indiqués, en élec-tuaires ;

2° Avec suffisante quantité de poudre de ré-glisse, en pilules ;

3° En poudre avec du sucre ; par exemple, quatre gouttes d'un baume reçues sur un gros de sucre ;

4° En mêlant cet (3) oléo-saccharum avec du lait ;

5° En les dissolvant dans une liqueur anodyne minérale, en gouttes ;

6° Mêlés avec du miel, pour déterger, dans des maladies chirurgicales ;

7° Triturés avec un mucilage ou un sirop, mêlés avec des eaux, en mixtures ;

8° Sous forme de lavement ; par exemple le sui-vant, qu'employoit Van-Swiéten dans la diarrhée colliquative :

F 2

℞ *Térébenthine triturée avec le*
     jaune d'œuf. . . . . deux gros.
Thériaque d'Andromaque. . . . une once.
Lait de vache. . . . . demi-livre.

On le répètera toutes les deux heures.

N. B. On donne aussi ce lavement dans le té-nesme dyssenterique; mais c'est mal à propos, parce qu'il stimule trop fortement, et je préfèrerois, si l'opium étoit indiqué, de le donner seul en dissolution.

Diurétiques.

Les principaux diurétiques sont ceux que four-nissent la scille, les cloportes, et l'extrait de laitue vireuse. Mais avant de présenter quelques exemples de formules, faisons quelques observations pratiques.

1° Dans l'hydropisie, les diurétiques doivent différer selon les individus.

2° On fait mal à propos tous ses efforts pour évacuer les eaux. En effet, quand la cause de l'hydropisie est détruite, les diurétiques les moins actifs suffisent pour en débarrasser les malades. Il faut donc mettre tous ses soins à découvrir cette cause.

3° Il faut éviter les purgatifs drastiques; parce que, la cure de l'hydropisie devant être longue, aucun malade ne peut en supporter si long-temps leur action, sans s'affoiblir extrêmemént.

4° On ne doit point donner les diurétiques les

plus violens, mais seulement les doux : car le vrai médecin tentera toujours de détruire la cause du mal, s'il est possible.

5° On aura égard à la soif : mais la boisson que l'on accordera sera appropriée à la cause du mal.

6° On tâchera de prévenir la fièvre continue.

7° La fièvre intermittente n'est point à redouter : on peut même la faire servir de moyen curatif.

8° Ne vous pressez point trop, et ne variez point continuellement les remèdes : car ce traitement exige des mois entiers.

Je ferai aussi mention de deux moyens auxiliaires qui ne contribuent pas peu à la guérison de l'hydropisie : je veux parler de l'incision et des ligatures.

On peut pratiquer l'incision, lorsque la maladie est déjà parvenue à un tel degré, que l'on a à craindre la suffocation. On la fera aux malléoles internes avec une lancette très-fine; l'ouverture sera faite très-petite, et jamais aux deux pieds en même-temps.

Les compresses et ligatures ne doivent être employées que dans une hydropisie locale, lorsque, la cause de l'hydropisie générale étant détruite, l'enflure des jambes persiste. On les appliquera à cette partie, le matin, avec une bande sans ourlet; et on assurera leur effet par l'usage de doux eccoprotiques, tels que les tamarins, qui empêcheront que l'eau ne se rassemble autre part.

Un autre moyen auquel nous avons recours quelquefois pour éviter la suffocation, c'est de faire dormir assis les hydropiques.

Remèdes les plus usités.

℞ *Extrait de scille* . . . . un grain
Nitre purifié. . . . . . . }
Sucre. . . . . } āā quinze grains.

Mêlez : on fera huit doses semblables ; et le malade en prendra quatre fois par jour.

Autre.

℞ *Eau de persil* . . . . cinq onces.
Liqueur de terre foliée de
tartre. . . . . quatre gros.
Extrait de scille . . . . six grains.
Sirop de fenouil . . . . une oncé.

Mêlez : une tasse toutes les deux heures.

Autre.

℞ *Extrait de scille* . . . . demi-gros.
de rhubarbe . . . un gros et demi.

Mêlez : formez des pilules de deux grains.

Le malade en prendra trois, quatre fois par jour.

Autre.

R⟩ *Poudre de scille préparée* . . . . un gros.
Extrait de réglisse . . . . deux gros.

Mêlez : faites des pilules de trois grains.

Le malade en prendra trois, quatre fois par jour.

N. B. Ceux pour lesquels la scille est indiquée ne ressentent point de cardialgie : par conséquent ceux chez qui elle a lieu ou sont déjà guéris, ou prennent de la scille sans qu'elle soit indiquée, ou, ce qui revient au même, n'en éprouvent point la vertu diurétique.

D'autres qui ne retirent aucun soulagement des préparations de scille, sont souvent très-soulagés par l'usage de l'oximel colchique. On leur en donne une cuillerée à bouche toutes les deux heures.

On a coutume d'administrer les cloportes, soit séchés et en poudre, soit vivans, en les exprimant pour en avoir le suc. La première manière est ordinairement sans effet : on doit donc préférer la seconde.

R⟩ *Cloportes vivans* . . . . cent ou deux cents.

Exprimez leur suc dans suffisante quantité de vin blanc. Passez, et ajoutez à la liqueur qui sera d'une livre

Sirop des cinq racines . . . . . deux onces.

Liqueur minérale anodyne
d'Hoffmann. . . . . quinze gouttes.

On en donnera deux onces toutes les deux heures.

Autre diurétique.

℞ *Sel de tartre* . . . . deux gros.
   Vinaigre scillitique , ce qu'il faut pour
   une saturation complète : ajoutez
   Rob de genièvre . . . . une once et demie.
   Eau de persil . . . . cinq onces.
Mêlez pour l'usage.

N. B. Quand on prescrit les cloportes au poids,
la dose est d'une once pour en exprimer le suc.

Autre.

L'extrait de laitue vireuse est un excellent fon-
dant salin qui détruit les causes de l'hydropisie,
savoir, les obstructions qui viennent après des
fièvres opiniâtres. On le prescrit avec d'autres substances également coïndiquées, sur-tout avec un
sel neutre et avec la scille, d'abord à la dose de
deux gros, ensuite de trois, et enfin d'une demi-
once dans l'espace de vingt-quatre heures.

℞ *Extrait de laitue vireuse.* . . . . } ãã deux
   Liqueur de terre foliée de tartre. }   gros.
   Oximel scillitique . . . une once et demie.

Eau de persil . . . . cinq onces.
Mêlez pour l'usage.

Autre.

Comme le relâchement et la foiblesse sont souvent la cause de l'hydropisie, pour combattre cette
cause on donne le quinquina : mais pour détruire
l'effet, ou la collection d'eau qui doit être éva-
cuée, on le combine avec la scille et la terre foliée
de tartre.

R. *Décoction de quinquina,* une livre et demie.
   Oximel scillitique . . . . deux onces.
   Terre foliée de tartre . . . . . trois gros.
Mêlez. On en prendra deux onces toutes les deux
heures.

L'hydropisie étant jointe quelquefois à une disposition inflammatoire, on associe aux diurétiques
la décoction de guimauve, qui s'administre tiède.

R. *Décoction de guimauve.*
      de chiendent. } ãã deux livres.
   Nitre purifié . . . . trois gros.
   Oximel scillitique . . . . deux onces.
Mêlez pour l'usage.

Cantharides.

La teinture de cantharides est aussi mise au
nombre des diurétiques : mais elle augmente rare-

ment la quantité des urines; seulement elle donne
de fréquentes envies d'uriner, sans que l'excrétion
en soit plus abondante. On l'emploie avec plus
d'avantage contre la rage, à la dose de dix gouttes
par jour dans une décoction émolliente. Cependant
il y a des exemples d'hydropisies guéries par l'usage
de cette teinture.

Diète blanche.

On conseille différens laits pour la diète blanche;
ceux de vache, d'ânesse, de chèvre, d'une nourrice : mais, quel qu'il soit, il doit être récent. D'abord
le malade en prendra une demi-livre ou une livre par
jour, jusqu'à ce qu'il y soit accoutumé ; ensuite il
passera successivement à une plus haute dose. Le
reste du régime doit être anti-acide : cependant
on permettra des viandes tendres et des légumes.
On règlera le régime , autant qu'il sera possible,
de manière que tous les alimens soient préparés avec
du lait frais. C'est sur-tout au printemps et en été
que l'on prescrit la diète blanche, dans les cas d'une
trop grande irritabilité produite par des études im-
modérées, d'une énorme déperdition de semence,
d'hystéricisme, d'hypochondriacisme *sine materie;*
dans les maladies convulsives par le plomb : dans
ces cas principalement , le lait uni au quinquina
produit des effets étonnans. On a encore vanté la
diète lactée dans la phthisie ; mais mal à propos,

parce qu'elle nourrit trop, et que par là elle augmente la fièvre et l'inflammation.

Quand le lait est indiqué avec le quinquina, on
prescrit les deux tiers de décoction de cette écorce
contre un tiers de lait bouilli séparément.

On vante l'eau de chaux comme lithontriptique;
on la vante pareillement contre la gale, le cancer
et la phthisie rénale : mais dans tous ces cas on a
coutume de la couper avec le lait. Le malade commence par en prendre chaque jour trois onces avec
autant de lait, et il passe progressivement jusqu'à
une livre de l'un et une livre de l'autre.

Anti-spasmodiques.

Les principaux anti-spasmodiques sont le castoreum, le musc, la valériane sauvage, l'huile ani-
male de Dippel, l'esprit de corne de cerf,
l'opium.

1ª On donne le castoreum dans l'affection hystérique, l'hypochondriaque *sine materie,* et avant
l'invasion du paroxysme pour la prévenir. Mais il
faut s'assurer si les malades peuvent le supporter.

℞ *Essence de castoreum. . .* ⎫
    Liqueur minérale ano- ⎬ ââ deux gros.
    dyne d'Hoffmann . . . ⎭

Mêlez. On en donnera vingt gouttes à l'approche
du paroxysme.

2° Le musc se donne dans les maladies convulsives, dans l'épilepsie, le tétanos, l'opisthotonos, la danse de St-Guy, la manie nerveuse produite par l'hystéricisme, la toux convulsive, la fièvre lente nerveuse, avec des symptômes convulsifs, comme révulsif; dans la fièvre miliaire , pétéchiale, dans la rage, comme sudorifique et excitant.

R⁄ *Musc de choix* . . . . de trois, dix grains.
Yeux d'écrevisses. . . }
Sucre blanc. . . . . . } ãã quinze grains.

Triturez et réduisez en poudre.
On formera douze doses semblables.
Le malade en prendra une toutes les deux heures.

3ª La racine de *valériane sauvage* est usitée dans les maladies de nerfs, l'hystéricisme, l'épilepsie, la danse de St-Guy, les fièvres lentes nerveuses, et les fièvres putrides, comme révulsive et excitante.

R⁄ *Valériane sauvage* en poudre, depuis un scrupule jusqu'à un demi-gros.
Faites douze doses semblables.
Une dose toutes les trois heures.

Autre formule.

R⁄ *Racine de valériane sauvage* . . une once.
Faites infuser pendant une demi-heure dans suffisante quantité d'eau très-chaude.
Faites prendre sur la fin quelques bouillons, et

ensuite laissez encore infuser pendant une demi-heure. Passez et ajoutez, aux quatre onces de liqueur

> *Sirop de contrajerva* . . une once et demie.

C'est un excellent remède dans les fièvres lentes nerveuses, dans les soubresaults et les tremblemens.

Autre.

℞ *Racine de valériane sau-*
vage en poudre . . . . demi-once.
Extrait amer . . . . deux gros.
Sirop de pivoine, quantité suffisante pour former des pilules de trois grains.

Le malade en prendra huit par jour.

4° L'opium est éminemment anti-spasmodique, quand on le donne en substance avec trois fois son poids de sucre ou d'yeux d'écrevisses. Mais on doit toujours s'en abstenir dans les cas de pléthore et des effets qui en dépendent, dans l'inflammation et dans les maladies essentiellement bilieuses, à moins qu'on ne veuille suspendre l'irritabilité.

Anthelmintiques.

De ce nombre sont le quinquina, la limaille de fer, le camphre, l'assa fœtida, la racine de valériane sauvage, les mercuriaux, la solution de Plenk, la santoline, la racine de fougère mâle, le jalap.

℞ *Semences de santoline en poudre* trois
    Racine de jalap. . . . . } āā un gros.
    Vitriol de mars factice. . . . }
    Conserve de cresson aquatique. } āā demi-
    Oximel scillitique. . . . . } once.

Mêlez. Le malade en prendra une petite cuillerée
à café toutes les deux heures.

On vante comme anthelmintique également l'extrait d'ellébore noir. On le donne depuis six grains
jusqu'à dix. On en met aussi depuis un gros jusqu'à
trois dans une livre et demie d'eau de rue; ce qui
forme un médicament très-recommandé.

℞ *Extrait d'ellébore noir* . . . . . deux gros.
Délayez dans une livre et demie d'eau de rue.
Ajoutez

    Sirop d'absinthe . . . . une once.
Le malade en prendra une cuillerée trois fois par
jour.

Tissot fait un grand éloge de l'extrait de noix non
mûres , ayant le degré de consistance qui permet-
troit à une aiguille de pénétrer à travers le trou jusqu'à la coque sans éprouver la résistance que fait
un corps dur. Il y ajoute de l'eau de cannelle ou du
vin.

℞ *Extrait d'écorce verte de noix* . . un gros.
    Eau de cannelle . . . . demi-once.
Mêlez. On en donne trente gouttes à un enfant,

Ou bien.

℞ *Extrait d'écorce verte de noix* . . deux gros.
   Eau de cannelle ou de tanaisie quatre onces.
   Sirop d'absinthe . . . . une once.
Mêlez. On en prendra une cuillerée toutes les deux heures.

Ou bien.

℞ *Extrait de noix non mûres* . . deux gros.
Délayez dans une once et demie de vin de Tokay.
La dose est de quarante gouttes.

L'infusion d'ail dans du lait est d'un usage très-répandu et un très-bon remède, sur-tout lorsque le mouvement que font les vers lombrics ou le tœnia est la cause des convulsions.

℞ *Ail* . . . . deux gros.
   Lait. . . . . une livre.
Faites infuser à chaud.

℞ *Huile d'olive.* . . . . } āā six gros.
   Suc de citron. . . . . }
Mêlés pour une dose.

Ou bien.

℞ *Huile de noix.* . . . . } āā demi-once.
   Vin de Tokay. . . . . }
Pour prévenir le tœnia, ou même pour le chasser,

on donne ordinairement aux chiens de l'empereu
de la résine de jalap dissoute dans de l'huile d'olive.

Autre.

℞ *Limaille d'étain d'Angleterre* . . demi-gros.
　Conserve de cresson, quantité suffisante pour
　　former un bol.

Le pétrole empêche souvent les vers de percer
l'intestin, si on en frotte le nombril, et qu'en même
temps on en donne à l'intérieur quinze ou vingt
gouttes dissoutes dans un sirop ou dans un jaune
d'œuf.

Autre.

℞ *Mercure* . . . . une once.
　Eau commune . . . . une livre.
Faites bouillir pendant un quart d'heure, décan-
tez, et ajoutez
　Oximel scillitique . . . . une once.

Autre.

℞ *Racines de chiendent* . . . . quatre onces.
　Ecorce d'orange sèche . . . . deux gros.
　　de cannelle . . . . . huit grains.
Faites bouillir pendant une demi-heure dans suffisante quantité d'eau; passez; et ajoutez aux deux
livres de liqueur
　Mercure . . . . deux onces,

Laissez le tout dans un endroit chaud , et dans un vaisseau fermé , pendant vingt-quatre heures. Alors décantez, et ajoutez

Miel rosat . . . . trois onces.

A l'égard de la fièvre vermineuse, il faut remarquer que souvent , sans qu'elle ait lieu , les malades qui le sont d'autres maladies rendent aussi des vers lombrics.

Onguent contre les poux.

R *Semences de persil en poudre* . . . une once.
Beurre frais , quantité suffisante pour former un onguent.

Onguent contre la gale.

R *Soufre en poudre* . . . . une once.
Racine d'ellébore blanc en poudre. . . . . }
Esprit de sel ammoniac. . . . . .) ââ deux gros.
Axonge de porc, quantité suffisante pour former un onguent.
R *Huile d'olives* . . . . une once.
Esprit de sel ammoniac . . . . deux gros.

Faites un onguent en agitant ensemble.

Cet onguent est excellent dans les tumeurs rhumatismales des articulations , particulièrement de

I.   G

celle de l'épaule, en y ajoutant de la teinture de cantharides.

Vésicatoires.

On fait un emplâtre vésicatoire, en mêlant un gros de poudre de cantharides à trois gros d'emplâtre de mélilot. Quelques-uns y ajoutent du camphre pour empêcher la suppression d'urine. Examinons l'effet des vésicatoires sur un homme bien portant, pour pouvoir déterminer les cas où leur usage est indiqué: car on en abuse beaucoup, ainsi que de la saignée.

1° Dans un homme sain, ils rendent les urines d'abord plus fréquentes, mais non plus abondantes; ils diminuent la quantité de cette évacuation, causent des stranguries, et enfin les urines deviennent sanguinolentes.

2° Ils resserrent le ventre, et ensuite suppriment les selles, ce qui occasionne des tranchées.

3° Au bout d'une heure ou deux, ils provoquent une diaphorèse très-abondante, en sorte qu'après l'opium, ils doivent être régardés comme un des plus puissans diaphorétiques.

4° Ils occasionnent de la soif, de la chaleur, de la céphalalgie, de l'ivresse, de la fièvre.

5° Après l'application des vésicatoires, le pouls est non-seulement plus fréquent, mais plus serré, et en apparence plus foible. Il faut donc prendre garde d'attribuer à de la fièvre cette foiblesse apparente du pouls.

Il résulte que les vésicatoires ne conviennent pas dans les maladies où il y a pléthore, quand les humeurs commencent à être en mouvement, ni s'il y a saburre dans les premières voies, puisqu'ils suppriment et les urines et les selles. On doit donc les rejeter dans l'apoplexie sanguine, dans l'angine inflammatoire, dans la pleurésie vraie, dans l'entéritis. Mais on en fera usage dans les angines rhumatismales, dans la fausse pleurésie ou pleurésie rhumatismale qui doit se juger par une sueur copieuse, après qu'on a fait une large saignée, ou même, selon les cas, sans qu'on l'ait pratiquée.

Les vésicatoires sont nuisibles dans une maladie saburrale ; ils sont avantageux quand les forces sont languissantes, quand on attend une éruption à la peau, dans la gale répercutée spontanément, ou par un mauvais traitement, dans les maladies produites par un amas de sérosité, dans la paralysie, la sciatique, la goutte, l'ophthalmie séreuse chronique, l'incontinence d'urine qui provient du relâchement et de l'atonie de la vessie.

Les émulsions nitrées et camphrées préviennent à la vérité la difficulté d'uriner. Mais il faut d'ailleurs observer qu'il est extrêmement rare que les vésicatoires suppriment les urines, quand ils sont indiqués.

On les applique aux jambes, à la partie interne des cuisses, aux bras, entre les épaules, derrière les oreilles, à la nuque, à l'angle de la mâchoire, sur l'endroit quelconque de la douleur, à la tête du péroné, etc.

On est dans l'usage d'appliquer à plusieurs reprises les vésicatoires sur le même endroit, en enlevant l'épiderme : mais, si on n'a pas le dessein formel d'exciter fortement, on doit rejeter cette méthode, même dans les fièvres éminemment putrides.

Les inconvéniens des vésicatoires sont des suppurations abondantes, l'accélération de la gangrène, des ulcères ; sur-tout si le lieu de l'application se trouve comprimé à raison de la position que garde le malade.

F I N.

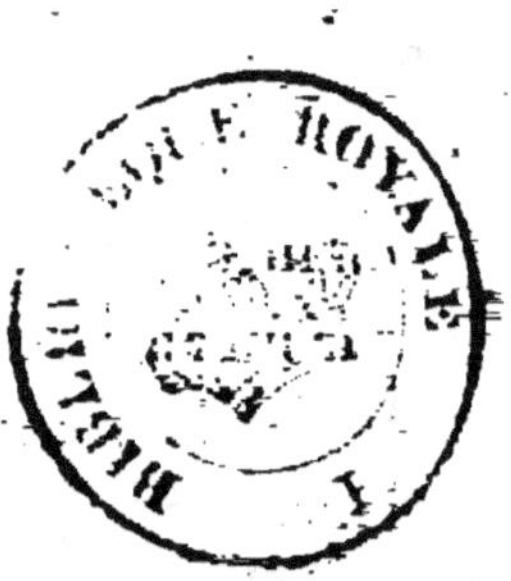

TABLEAU comparatif de l'ancienne et de la nouvelle nomenclature des substances que Stoll prend pour exemple dans sa Dissertation.

Noms anciens.	Noms nouveaux.
Crême de tartre.	Tartrite acidule de potasse.
Esprit acide de sel.	Acide muriatique étendu d'eau.
Esprit de sel ammoniac.	Ammoniaque.
Esprit de soufre.	Acide sulfurique étendu d'eau.
Esprit-de-vin.	Alcohol.
Esprit de vitriol.	Acide sulfurique étendu d'eau.
Fleurs de sel ammoniac.	Muriate ammoniacal sublimé.
Fleurs de sel ammoniac martiales.	Muriate ammoniacal de fer sublimé.
Foie de soufre.	Sulfure alcalin.
Kermès minéral.	Oxide d'antimoine sulfuré rouge.
Mars.	Fer.
Mercure doux.	Muriate de mercure sublimé doux.
Mercure doux (Scheele).	Muriate de mercure précipité.
Mercure sublimé corrosif.	Muriate de mercure oxigéné.
Nitre.	Nitrate de potasse.

Noms anciens.	Noms nouveaux.
Sel amer.	{ Sulfate magnésien. — de magnésie.
Sel ammoniac.	{ Muriate ammoniacal. — d'ammoniaque.
Sel de Glauber.	Sulfate de soude.
Sel marin.	Muriate de soude.
Sel de tartre.	Carbonate de potasse.
Soufre doré d'antimoine.	{ Oxide d'antimoine sulfuré, orangé.
Tartre émétique.	{ Tartrite de potasse antimo- nié.
Tartre soluble.	Tartrite de potasse.
Tartre stibié.	{ Tartrite de potasse antimo- nié.
Tartre tartarisé.	Tartrite de potasse.
Terre foliée de tartre.	Acétite de potasse.
Vitriol de Mars.	Sulfate de fer.
Zinc.	Zinc.

Fin du Tableau.